VISCERAL FATIGUE RECOVERY

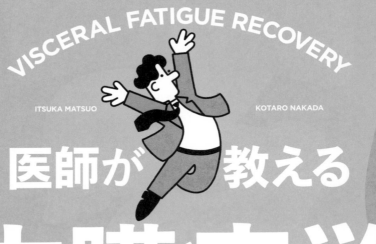

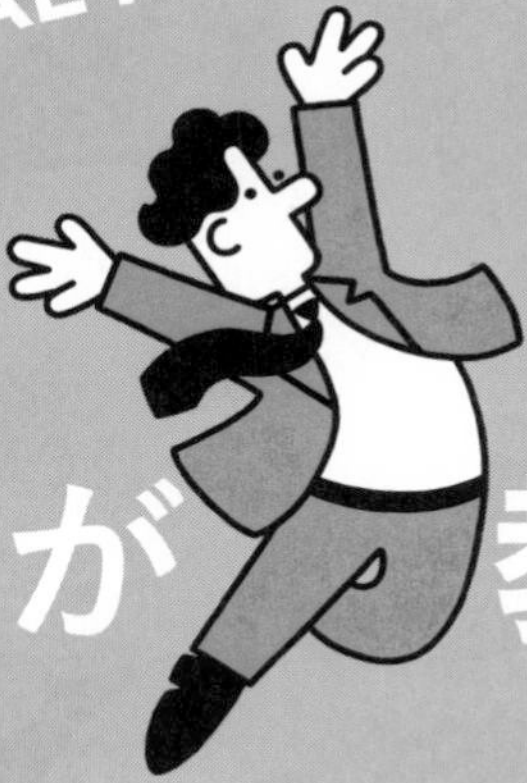

ITSUKA MATSUO

KOTARO NAKADA

## 医師が教える

# 内臓疲労回復《ないぞうひろうかいふく》


疲労回復ジム ボディデザイナー
松尾伊津香
［著］

総合内科医
中田航太郎
［監修］



CROSSMEDIA PUBLISHING

# はじめに

「内臓疲労」

あなたはこの言葉を聞いてどのようなイメージを思い浮かべるだろうか。

筆者がインストラクターをつとめる「疲労回復ジム」の会員様や、周囲の方々、SNSで見かけた投稿などからは、次のような声が聞こえてくる。


「朝起きた瞬間から体の中が重くてだるい。内臓が疲れてる」

「吐きそうなのだが、これは内臓疲労なのか、緊張なのかわからない」

「突然の内臓疲労で2日断食中」

「お酒飲み過ぎて気持ち悪い……こうやって後で内臓疲労が来るから注意せねば」

「内臓疲労を可視化できたら、無理に食事を詰め込むこともなくなると思う」

「年取ったなぁと一番思うのは、すぐに内臓疲労を起こすこと」

このように日常生活の中で何気なく使われている「内臓疲労」という言葉。医学的な定義はなく、医療機関では使われない言葉である。しかしながら、一人ではなく複数の人が共通して使っているということは、私たちは少なからず共通の「内臓の疲れ」なるものを自覚しているのではないだろうか。

本書は、そのように私たちが日々感じている「内臓の疲れ」に関して調査を進めたものである。

内臓疲労は、誰が定義することもなくして自然と流通している言葉だ。そこで本書においては、この言葉が指している感覚を次のように解釈した。

**①内臓の不調**
**②内臓の不調による全身の疲労感**

「①内臓の不調」とは、例えば胃の消化機能が低下して胃もたれが起きる、腸の排便機能が低下して便秘や下痢が起きる、など内臓自体の機能が低下し、何らかの「症状」

として認識されるもの。

一方の「②内臓の不調による全身の疲労感」とは、①のような胃や肝臓の不調に伴い、全身のだるさや倦怠感が感じられ、漠然とした「疲れ」として認識されるような状態だ。

つまり、「内臓疲労」を本書では、「内臓の機能低下、およびそれに伴う全身の疲労感」として考えていく。

もちろん医学的な定義ではないのだが、①②ともに私たちの日常の中で悩みとして表れていることを踏まえ、この両面から調査を進めることにした。

本書では、内臓の中でも現代人が特に不調を感じやすい器官として、「脳」「胃腸」「肝臓」の3エリアを取り上げ、それぞれ専門の医師の方々にお話を伺った。

内臓は外からは目に見えないし、筋肉のように鍛えることもできない。今どんな動きをしていて、どんな状態になっているのか、自身で詳細に知覚することは難しい。

自分の体を動かす大切な器官なのに、どう扱っていいかわからない、謎に包まれた存在なのである。

忙しい日々を送っているとなおさら、つい自分の体に意識を向けることなく過ごしてしまうものだ。だからこそ、本書を読み進める中で、体の内側に秘められた内臓という器官、そして自分の体全体のコンディションについて考えるきっかけになれば、と願っている。

松尾伊津香

内臓疲労回復　目次

# 第2章 脳疲労対策

## 第3章 胃腸と疲労——ストレスがモロに出る内臓

# 第4章 胃腸疲労対策

# 第5章 肝臓と疲労――沈黙ゆえに怖い内臓

# 第8章 疲労対策の共通ルール

# 序　章

# 内臓と疲労

# 疲れとは何か

## 疲れ＝「休め」というサイン

疲れとは何か。

私は普段、インストラクターとして忙しい現代人の方々の「疲れ」と向き合い、運動・食事・瞑想などの指導を通してコンディショニングをサポートしている。そして今回、「内臓」という方面から疲労について探求していく。

その前に、改めて「疲れ」とは一体何か、というところから確認していきたいと思う。

結論から言うと、疲れとは、体が発する「休め」というサインだ。

「心身に負荷がかかりすぎていて、このままだと壊れてしまうので、いったん活動を休止してください」という警告である。

日本疲労学会では、「過度の肉体的および精神的活動、または疾病によって生じた独特の不快感と休養の願望を伴う身体の活動能力の減退状態」と定義されている［※1］。

疲労は、痛み・発熱とあわせて「生体の3大アラーム」と言われる生理現象だ。私達は痛みや熱が生じるからこそ、体のどこかに怪我をしていたり、ウイルスに感染していたり、過度に負担をかけすぎていたり、といった異常事態に気づく。このアラームが鳴ってくれるからこそ、対処が必要だとわかるのだ。適切な対処をせずそのまま活動を続けてしまうと、修復不可能なレベルまで壊れてしまうかもしれない。

しかし私たちは、ときにこのサインをスルーしてしまう。鳴っていても無視して活動しつづけるか、そもそも警告が出ていることにすら気づかないことがあるのだ。

想像してみてほしい。緊張する取引先との接待ゴルフは30分でもドッと疲れるのに、仲の良い友人と余暇で楽しくゴルフをしているときは、何時間でも続けていられる。そんな場面に覚えはないだろうか。

後者のとき、私たちの脳からはドーパミンやエンドルフィンといった脳内物質が分泌されている。これらは俗に「快楽物質」「脳内麻薬」などと呼ばれ、疲労というア

［※1］参照…日本疲労学会（2011）『抗疲労臨床評価ガイドライン』

ラームをかき消すほどの興奮をもたらす。「ランナーズ・ハイ」の状態をイメージしてもらえればわかりやすいだろう。インターネット、ギャンブル、アルコールなどもそうだが、これらの興奮物質が出ているとき、私たちはしばしば疲労を感じられなくなってしまう。

これは楽しいことばかりでなく、仕事のときも同様だ。同じ時間のデスクワークをしたとして、作業の内容によって、すごく疲れを感じるときと、そうでないときが存在しないだろうか。それは単に時間や肉体的な負荷の問題ではなく、脳が感知する疲労の度合いによるというわけだ。

また仕事などにおいては、「どうしても休めない」ときがある。そのような場合には、疲れていても「〜をしなければならない」という理性的な意識が働いてしまい、休息をとるという本能的な行動が妨げられてしまう。

人間以外の動物に「過労死」はないという。過労死は、「休め」のサインを無視して働き続けた結果、致命的に心身が壊れてしまった状態。人間は他の動物よりも高度に脳が発達しているがゆえに、「疲労」という生命を守るための重要なアラームを時に無視してしまうようだ。

## ただの疲れとあなどってはいけない

「疲労」が〝負荷がかかりすぎているときに発動する「休め」のサイン〟であるとすれば、「内臓疲労」は、〝内臓に負荷がかかりすぎているので、休めてください〟というサインであると言えそうだ。

本書では、「脳」「胃腸」「肝臓」の3エリアの内臓について、身近な不調やよく聞く悩みを挙げつつ、

・どのような行為が負荷をかけるのか
・どのような状態になると負荷がかかりすぎているのか
・どうすれば「休める」ことができるのか

を、専門医の方々への取材をもとに探求していった。

さて、その探求結果を述べていく前に、一つ、とても大切なことをお伝えする。疲労感や内臓の不調など、心身に異常を感じている場合は、まずは医師の診察を受け、その判断に従ってほしい。

ただの疲れとあなどるなかれ。体のアラームである疲労には、重大な疾患が隠れていることがある。適切な対処ができなければ、良くなるものも良くならなかったり、かえって悪い結果を引き起こしたりする可能性がある。体の調子が悪く、それが一時的なものではないと感じたら、まずはかかりつけの医師に相談してほしい。今は画一的ではなく、「テーラーメイド」という、患者さん一人ひとりの体質や年齢、生活環境に合わせた指導もうまく取り入れられるようになっているという。

なお、内臓の不調について医療機関に相談する際には、俗語である「内臓疲労」という言葉は使わず、具体的な症状を伝えたほうがスムーズだろう。症状の説明の際には、「いつから／どこが／どのように／どんなときに／他に気になる症状／自身や親族のこれまでの治療歴」をまとめて伝えるとよいそうだ。

## 「異常なし」でも調子が悪い？

本書は、病気ではないものの いまいち調子が良くない、と感じている方に、内臓からコンディションを整えていく方法を提案するものである。

ところで、近年、不調があって病院にかかっても異常なし。気持ちの問題（つまり、気のせい）？　でもやっぱり、不調を感じる……こんな症状に悩んでいる方が増えているという。

このような症状は、検査で異常がある場合を指す『器質的な異常』と区別し、『機能的な異常』と呼ばれることがある。

・『器質的な異常』（器質性疾患）
器官そのものに異常がある病態の総称。
検査をすれば原因となる形態的な異常が特定できる。

### ・『機能的な異常』（機能性疾患）

器官そのものに目で見える異常はないにもかかわらず、自覚症状がある病態の総称。一般的な検査をしても症状の原因となる異常は確認できないが、生活に支障をきたすような慢性的または反復的につらいと感じる症状がある。

たとえば頭痛の場合。検査を受けて脳腫瘍や血管障害などが見つかれば、それは『器質的な異常』である。ところが緊張型頭痛など『機能的な異常』の場合、いくら頭が痛くても、こういった異常は見つからない。もちろん一時的な筋肉の緊張や脈拍の変化などは認められるが、痛みがおさまると、器官自体に異常を見出すことは難しい。

かといって、痛みそのものは定期的に起こって本人を苦しめているとなれば、「異常がないから問題なし」というわけにはいかないだろう。こういった症状が、器質（形）ではなく機能に生じた異常ということで『機能的な異常』と呼ばれている。

一般的に私たちが〝病気〟と認識しているのは、器質的なものではないだろうか。胃潰瘍、大腸炎、肝臓がんなど、〝Ｔｈｅ病気〟というものは、病院で検査を受ければ大体異常が見つかり、診断され、治療を受けることになる。

しかし、私たちが自覚している内臓の不快な症状には、この機能的な部分に問題がある可能性も否定できない。

例えば胃の機能的な異常では、少ししか食べていないのにすぐお腹いっぱいになって苦しくなったり、慢性的にチクチクと痛みが出たり、吐き気がしたり、などの症状がある。にもかかわらず、検査をしても特に異常がないという結果になるそうだ。不調なのに「気のせい」と片付けられ、治療に取り組むこともできない……それでは不安が増すばかりだ[※2]（詳しくは第3章で！）。


もちろん、安易な自己診断はご法度。とはいえ、こういった症状に悩む人が近年増加しているのも事実である。

だからこそ、いろいろな面から自分の不調を探り、改善への糸口を見つけることは、さらなる生活の質の向上に大いに役立つと思う。


改めて、本書では、日頃ビジネスパーソンの「疲れ」と向き合ってきた筆者が、「内

[※2] 機能的な異常（機能性疾患）…近年、非常に研究が進んでおり、病院での投薬をはじめさまざまな治療法が確立されつつある。

臓疲労」という〝見えない疲れ〟の正体と対処法を探っていく。
それでは本章に移ろう。

# 第 1 章

# 脳と疲労
## ——「疲れ」をつかさどる内臓

# 脳疲労チェック表

## 症状チェック

- ✓ 寝つきが悪い、またはよく眠れた感じがしない
- ✓ 集中できないことや、ちょっとしたミスが増えた
- ✓ 些細なことでイライラしたり、落ち込んだりする
- ✓ 一日が終わると、ぐったり疲れ切っている
- ✓ 最近趣味の活動をしていない、または楽しくない

## 行動チェック

- ✓ 期限が違う複数のタスクを同時に請け負っている
- ✓ 考えることが多くて、頭の中がまとまらない
- ✓ 休日もメールを見たり、仕事のことを考えたりする
- ✓ 気づけばスマートフォンを触っている
- ✓ 最近、大きな生活の変化（転職・結婚・引っ越し等）があった

**当てはまるものが多いほど、<br>脳が疲れているかもしれません**

多忙な現代人には、「脳の疲れ」を感じている人は多いだろう。チェック表の項目が複数当てはまる方も多かったのではないだろうか。

まずは、この「脳」という内臓の疲労について掘り下げていく。

「え、脳って内臓なの？」

そう思われたかもしれないが、脳は現在では神経系に分類されるものの、以前まで内臓として扱われていた。そもそも「内臓」とは、「動物の体の内部に位置する臓器」を指すので、ここでは頭部の中にある臓器＝脳＝内臓と考えていく。

同時に、今回脳に注目した理由はもう一つある。脳は、その他の内臓と密接にやり取りをしている臓器だからだ。

「すべての内臓を脳が支配している」といっても過言ではないのである。

# 脳の役割

## 脳は「多忙すぎるプレイングマネジャー」

脳を身近な存在で例えると、体の「プレイングマネジャー」のようなものだ。部下やメンバーのマネジメントをしながら、自分もチームの一員として通常業務にあたり、成果を求められる……あなたの周りにも、そんな多忙なマネジャーがいないだろうか。自分がそうだ、という人もいるだろう。

脳は、記憶・思考・言語・情動など、さまざまな脳独自の機能を果たすと同時に、各臓器や筋肉に指令を出して、体を円滑に働かせている。自分自身の仕事もこなしながら、体全体の機能を統率する、まさにプレイングマネジャーだ。

体全体の機能を統率、とはどういうことか。ポイントになるのは「神経」だ。神経は、体内の情報伝達を担うケーブルのようなもの。これが脳から全身各所につながり、

## 脳は全身の器官とやり取りして体全体を統率する

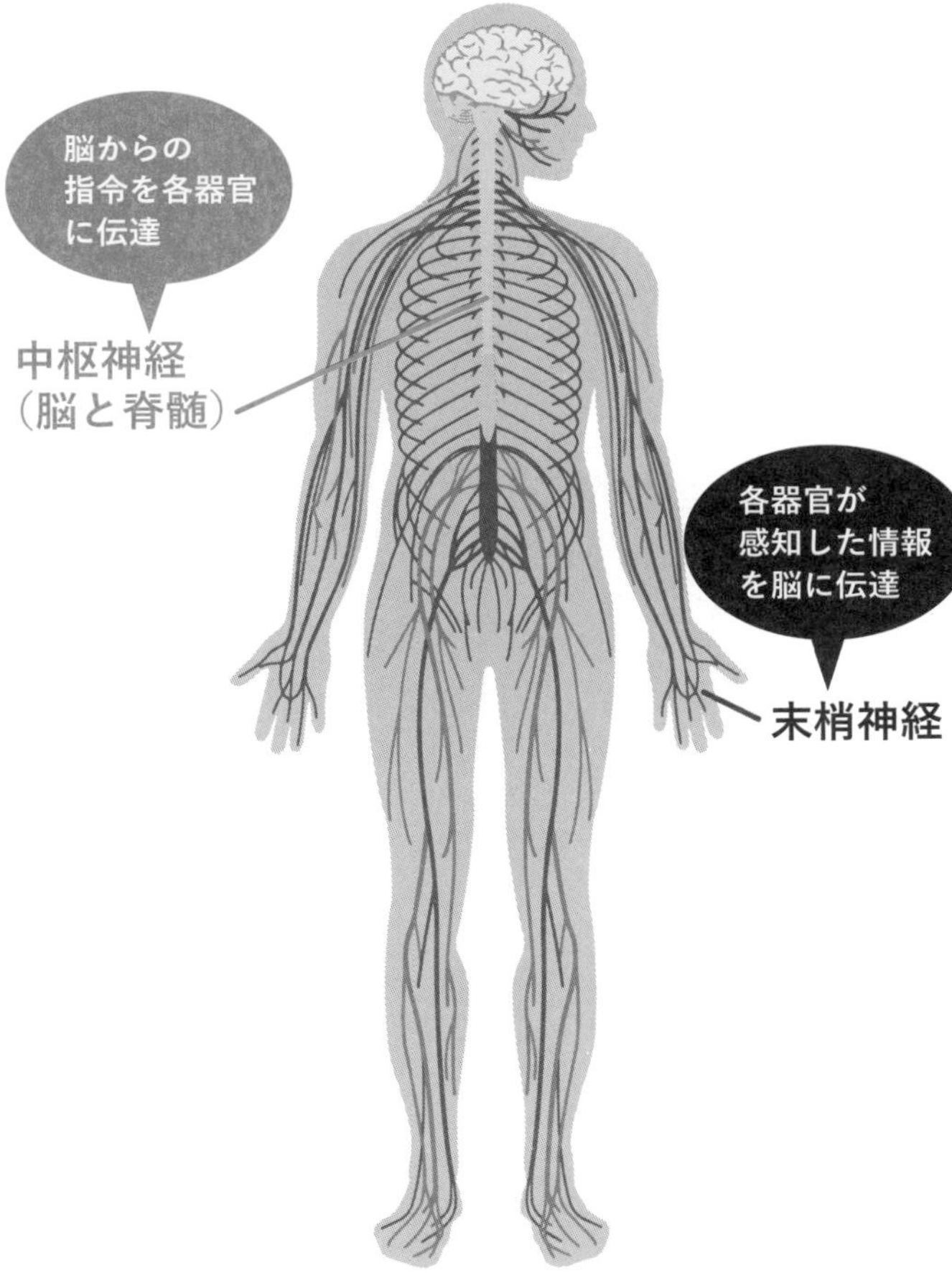

相互に報連相しながら業務を遂行している。

頭蓋内にある脳から始まり、背骨の中を走っている神経を「中枢神経」、そこから全身の臓器や筋肉など、あらゆるところに張り巡らされているのが「末梢神経」だ。脳から出された指令は、末梢神経を通して各器官に伝えられ、逆に、各器官が感知した情報(「痛み」や「温度」といった刺激など)は、末梢神経からの信号が中枢神経に伝達されることで、脳まで届けられる。

つまり、脳は独自の機能を果たすだけでなく、内臓を含むすべての器官とやり取りしながら全身の面倒を見ている。脳がどれだけ忙しいか、おわかりいただけるだろう。確かに疲労が溜まっていそうだ。

では、どうしたらこの多忙すぎるプレイングマネジャーを癒してあげられるのか?「禅僧の精神科医」として、現代人の脳や心の悩みと向き合っている川野泰周先生にお話を伺った。

回答者

川野泰周（かわの・たいしゅう）先生

臨済宗 建長寺派 林香寺 住職／RESM新横浜睡眠・呼吸メディカルケアクリニック副院長／精神保健指定医・日本精神神経学会認定精神科専門医・医師会認定産業医

1980年生まれ。2005年慶應義塾大学医学部卒業。臨床研修修了後、慶應義塾大学病院精神神経科、国立病院機構久里浜医療センターなどで精神科医として診療に従事。2011年より建長寺専門道場にて3年半にわたる禅修行。2014年末より横浜にある林香寺の住職となる。現在寺務の傍ら、都内及び横浜市内のクリニック等で精神科診療にあたる。うつ病、不安障害、PTSD、睡眠障害、依存症などに対し、薬物療法や従来の精神療法と並び、禅やマインドフルネスの実践による心理療法を積極的に導入。またビジネスパーソン、医療従事者、学校教員、子育て世代、シニア世代などを対象に幅広く講演活動を行う。

# 脳と疲労感の関係

## 現代人を悩ませる、原因不明の不調たち

まず、脳と疲労感の関係について探っていこう。内臓疲労の定義②「内臓（今回は脳）の不調による全身の疲労感」の部分だ。脳は神経を介して全身を統率している。ということは、脳が疲労すると、全身の疲労感にもつながるのだろうか。

「現代の方が悩みやすい疲れの特徴として、『原因が特定しづらく、慢性的な、得も言われぬ倦怠感』があげられます。

原因が特定できない疲労感が続く場合、『自律神経失調症』と診断されることが多くなります。脳から伸びる『自律神経系』を構成する、交感神経と副交感神経のバランスが乱れ、正しく働かなくなってしまっている状態です。他の病気や原因が見つか

## 交感神経（興奮）と副交感神経（鎮静）は自動的に切り替えられている

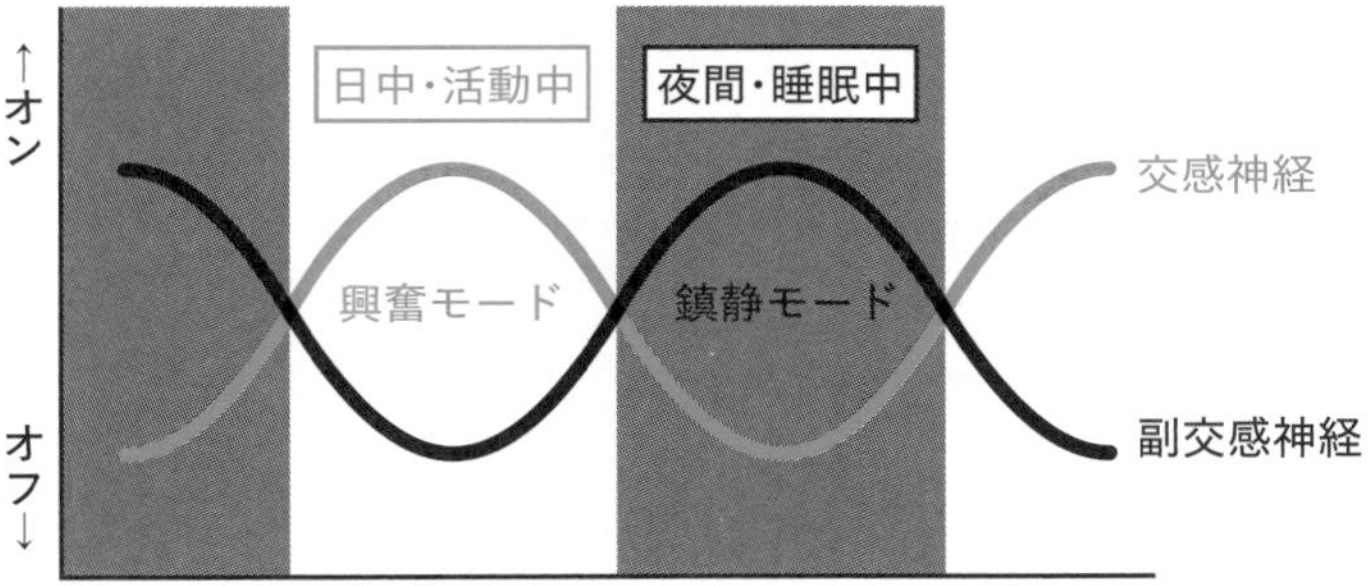


らないにもかかわらず、だるさ、頭痛、めまい、ほてり、動悸など、多岐にわたる症状が出ることで知られています。自律神経は体中をコントロールしていますから、これが乱れることで疲労を感じたり、あちこちに不調を感じたりということが起こるのです」

得も言われぬ倦怠感、わかる気がする。「自律神経」は聞いたことがあるかもしれないが、末梢神経の一つで、その名の通り自律的に働く神経。「興奮」と「鎮静」という2種類のモードを自動的に切り替えながら、体のバランスを調整してくれている。

このうち、興奮モードをつかさどるのが「交感神経」。通常、日中の活動時などに、心身が活発になるように働いている。鎮静モードをつかさどるのが「副交感神経」で、通常、夜間の安静・睡眠時などに、心身をリラックスさせるように働いている。

次のページの図は、脳（の視床下部）から体中に連携している自律神経を示したものだ。

2種類の神経は脳から始まり、それぞれ別のルートから各内臓を含む全身に張り巡らされている。

そして、興奮状態が必要なときには交感神経のスイッチを入れて特定の機能（心拍数など）を高め、鎮静状態が必要なときには副交感神経のスイッチを入れて特定の機能（消化機能など）を高める。こうして体のバランスは保たれているのだ。

となると、このスイッチの切り替えを調整している脳に疲労が溜まり、正常に働かなくなると、どうなるか。当然、自律神経を介して脳に統率されている各内臓など、全身に「誤作動」が起きてしまうのである。

# 自律神経は体中をコントロールする

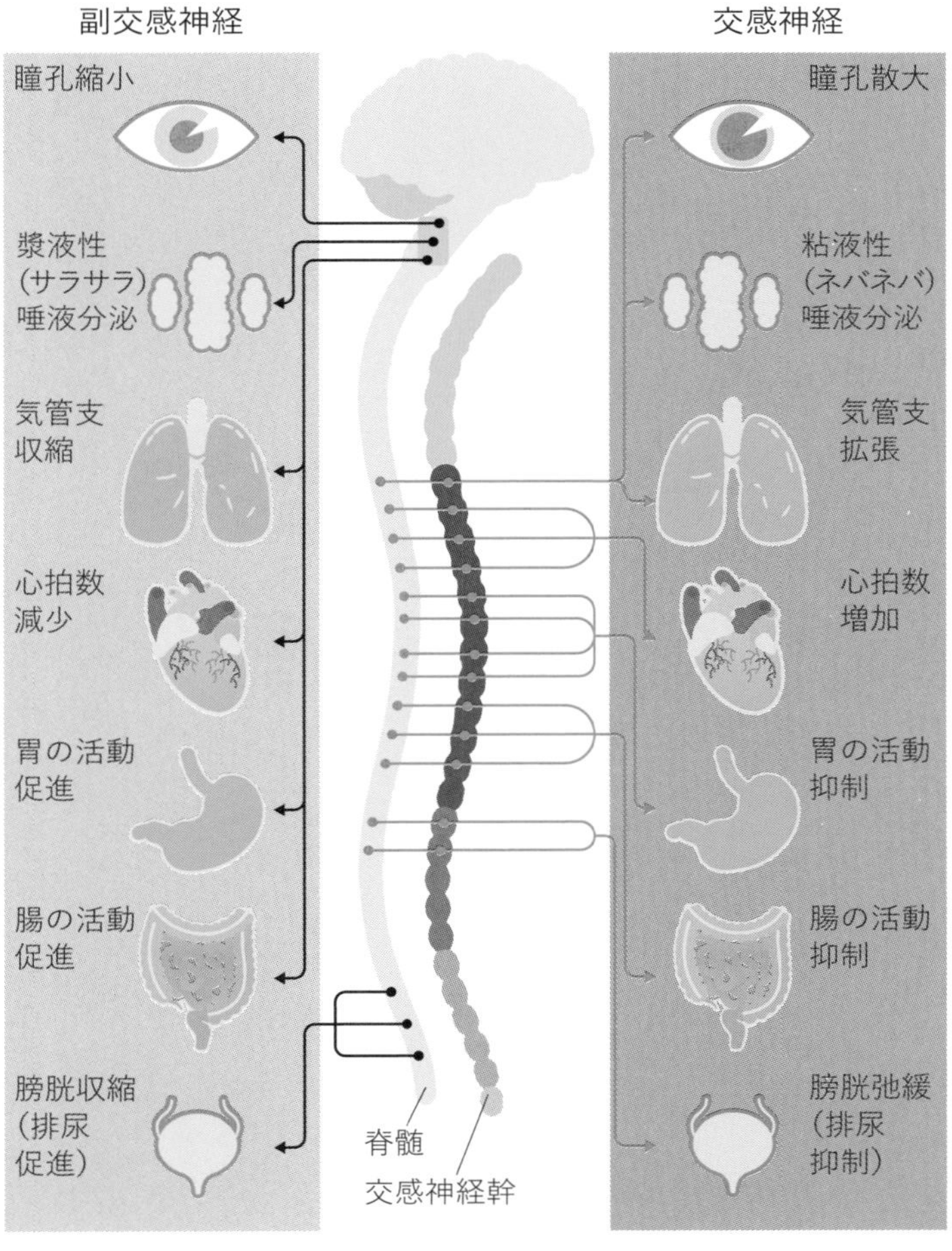

# 脳疲労の原因

## 心が乱れやすい人は内臓も疲れやすい⁉

さすがは人間の中枢である脳、疲労を溜めてしまうとろくなことがない。
では、何が原因で脳は疲労してしまうのだろうか。

『脳疲労』とは何か明確に定義することは難しいですが、感情が脳の疲れと関係しているのは確かです。

ストレスを受けると、私たちの脳の『扁桃体』というところが反応します。この扁桃体は感情を司る部位。例えば、誰かに言われた一言にストレスを感じると、扁桃体が反応して、イライラという感情が生まれます。

そして、この扁桃体の反応は脳が支配する自律神経に影響を与えます。つまり、感情が乱れると、自律神経も狂い始めます」

感情が乱れると脳が支配する自律神経が乱れ、体調不良になる。だから感情を落ち着ければ自律神経も整い、体調も落ち着く。こんなわかりやすい図式が描けたら、世の中の人も助かるに違いない！

とはいえ、感情は形のないもの。それが神経に影響を与えるとはどういうことか。

「試しに、自分の意思で内臓をどうにか動かしたり止めたりできるか、やってみてください。無理ですよね？　臓器や血流、心拍数などは、自律神経で自動的に管理されています。たとえば脈拍一つとっても、成人の平均が1分間に70回くらいだとして、それを意思の力で速めようとしてもできません。

でも今、この瞬間にスマートフォンから地震警報が鳴ったら、あっという間に脈拍は1・5倍、あるいは2倍もの速度になるでしょう。実際にそういう実験を行った先生もいるんですよ[※1]。これは、恐怖や焦りといった感情に、脳が自然に反応して、脈拍や心拍数に影響を与えているということを示しています」

[※1] 参照…P.Taggart et al,(1967)Motor-car driving and the heart rate.

なるほど。確かに、何か恐怖を感じるような危機が訪れたとき、心身が興奮モードにならずに『のほほん』としていたら、とっさの対処ができない。自律神経の反応は、私たちの生命を維持するためのシステムなわけだ。

「脈拍や心拍数に限らず、他の部位にも同じようなことが起こります。内臓をはじめ、自律神経に支配されている私たちの体のすべからくは、感情によって影響を受けるということです。

自律神経は無意識下で働くので、意思でどうにかできるものではないのですが……この性質を考えると、唯一自分で自律神経を調整できる行為があるとしたら、心を穏やかにしておくこと、といえるでしょう」

しかし、感情というのもなかなか自分ではコントロールしづらいように思うが……。

「そんなことはありません。もちろん生まれながらに感情コントロールが上手な方はいらっしゃると思いますが、多くの場合はトレーニングをしてきたか、が大事です。

そして、今は昔より感情コントロールが難しい時代なので、その術を学ばないとより脳の疲れを抱える恐れがあります」

## 昔の人より現代人の方が、感情コントロールが苦手

なんと、昔と比べて、現代の方が感情コントロールが難しい時代なのだそう！

実際、感情の乱れ、たとえば気分の落ち込みなどをもたらす病気の代表格・うつ病は増加傾向にあるという報告なども複数ある。たとえば、急速な近代化が進む中国の人々を対象にした研究では、１９３７年以前に生まれた中国人に対し、１９６６年以降に生まれた中国人はうつ病の発症率が22倍にも及ぶという[※2]。

なぜ現代人は、感情コントロールが苦手になってしまったのだろう？

「さまざまな理由が言われていますが、私は２つの〝過剰〟が原因だと考えています」

[※2] 参照…Sing Lee et al.(2007) Lifetime prevalence and inter-cohort variation in DSM-IV disorders in metropolitan China.

## 【感情疲れの原因①】人と近「過ぎ」

「私たちは昔に比べて異常に人口密度が高い空間に生きています。その結果、複雑かつ多様なコミュニケーションが必要になりました。『仕事のストレスの9割は人間関係』なんて言いますが、コミュニケーションの必要性が増えれば増えるほど、ストレスは増大します。特に日本人は気遣いの民族ですから、このコミュニケーション疲れが感情の乱れを生み出す大きな原因になります。

近年の研究では、人口密度が高いと精神疾患の発症率が高くなることもわかっています[※3]。人が多いというのは、私たちにとってストレスになる状況なんですね。

ちなみにコミュニケーションとは言葉だけではありません。ノンバーバル（非言語）コミュニケーションも含みます。人ごみの中で肩がぶつかるのもそうですね。満員電車が非常なストレスであることからもおわかりのように、人口密度が高くなると、非言語によるストレスも増大するのです」

ううむ……。確かに、人がいない空間のほうが仕事に集中できるのはなんとなく自

[※3] 参照…Kate Baggaley(2019)City life damages mental health in ways we're just starting to understand.

分でも実感がある。

人と近すぎることでストレスが溜まりやすくなっているのは、現代人にはよく当てはまる傾向だろう。

## 【感情疲れの原因②】情報が多「過ぎ」

「2つめは情報が多すぎること、つまり情報過多です。

例えば2020年に起こった新型コロナウイルスの問題に関して。テレビをつければ、いや、つけなくてもコロナウイルスの情報が常に入ってきていましたね。これくらい感染者が出ましたよ、この国はこんな状況ですよ、そして『○○が危ない』『○○をした方がよい』『将来は○○になるらしい』などの情報が不安や恐怖をあおります。

これらの不安を増大させるニュースは、それ自体ストレスになることももちろんですが、同時に私たちの『注意を向ける力』を浪費させます。専門的には『注意資源』の浪費といいます。私たちが一度に向けられる注意（意識）の総量には限界があるのです。日ごろから注意散漫で悩む方は、この『注意する力』を鍛える必要があるかもしれません」

注意資源という言葉でピンときた。最近は「スマホ疲れ」という言葉も出てきているが、まさに注意資源の浪費のわかりやすい例だろう。スマホがそばにあるだけでつい見てしまう。ＳＮＳの通知など、次々送られてくる情報にあちこち意識が飛び、なんとなく脳が疲れ、ハッと気づいたときにはただ時間が経っている。注意資源の浪費は時間の浪費にもつながっている。

「私たちには、外敵から身を守るため、外からの刺激があったときには自然とそっちに意識を向けるシステムが備わっています。現代のように常に過剰な情報にさらされている状態では、意識があちこち引っ張られ、疲れてしまうのも当然です。

また、外にばかり意識が引っ張られると、自分の内側に注意を向けられなくなります。すると、自分の心身を客観的に観察する力が下がるのです。自分を客観的に見ることができなければ、ちょっとした情報を過剰に悪く捉えてしまったりと、感情が乱れやすくなりますね」

このように見ていくと、確かに現代はかなり感情が乱れやすい時代かもしれない。そんな時代を生き抜くには、感情コントロール力を「鍛える」すべを知っておく必要がありそうだ。

## 脳疲労の一番の原因・マルチタスク

脳疲労の主な原因は、感情の乱れ。とくに現代は2つの「過多」によって感情が乱れやすく、脳疲労に悩む方が多いと考えられるわけだ。

「もうひとつ考えられる大きな原因があります。それはマルチタスク。脳疲労といいますか、『原因不明の疲れ』を感じている方に多く該当するのはマルチタスクであることです。私のクリニックでは、そういった悩みが主訴で来られる方の多くがマルチタスクの状態を抱えておられます」

マルチタスク！　「まさにそれ！」とズバリ言い当てていただいた気持ちだ。実際に、忙しくても疲れないというか、心地の良い疲れを感じるときがある一方で、非常にぐったりとした疲れを感じるときもある。後者は、マルチタスクでいろいろな問題に追われていたり、さまざまな案件をいっぺんにこなしているときのように思う。

「事務作業もして、営業もして、電話も受けて、メールも受けて……今のビジネスパーソンの方は常にいろいろな仕事をこなしています。メールだけでも、何通も同時にやり取りし、しかも全部内容が違っていますよね。10通来ていたら10個のタスクを同時に抱えるわけです。しかしどんなに器用でも、10個同時にこなすことはできません。

このようなマルチタスクの方、特にＩＴ系のお仕事の患者さんに多いのですが、悩みがあるのかと聞くと、特に何もない。会社もいい人ばかりで好きだし、自分はパソコンが好きでこの仕事をしているし、待遇も良い、休日もある。しかし非常に疲れている、と言われます。これが現代人の疲れの特徴を示した典型例です」

疲れているけれども、どこに原因があるのかわからない――確かにありそうな話だ。

## 生きている限り、しょうがない？

「それならばどこに原因があるのか考えていくと、働き方がマルチタスクすぎることに問題がある、ということが指摘されるようになりました。

逆に、日ごろから一つのことに集中するお仕事の方、例えば陶芸家さんやソムリエさんのような方は、対人関係など何か特定の悩みごとが原因で来院されることはありますが、脳の疲れが原因で来院されることは少ないように感じます」

しかし、マルチタスクの方にじゃあ今の仕事はやめてください、転職してください、というのは現実的ではないだろう。

「そのとおりです。そういった場合は、『目の前のタスクだけに集中できるよう、意識を切り替えていく力』を養う方がより近道ですから、その方法を指導したりします」

なるほど、マルチタスクの影響は想像以上に大きいようだ。とすると、仕事がマルチタスクかシングルタスクかで、ある程度自分は脳疲労が溜まりやすいか判断できるのだろうか。

「それを一つの指標として考えることはできますが、気をつけなければいけないのは、タスクとは決して仕事だけではないということです。例えば主婦の方は家庭のことを同時にいくつもこなしていますよね。育児だったり家事だったりパートナーのことだったり。『~をしなければいけない』という思考で同時にいくつものことをこなしている場合は、マルチタスクに該当します。特に、自分のペースでことが進められないとストレスが溜まりやすく、精神的な疲れに繋がります。ですので、仕事以外でもタスクに追われていないかを確認することが重要です。

マルチタスクかどうかをチェックするポイントとして、解決しなければいけない問題が複数あり、同時にそれらを考えていることが挙げられます。意識の中で『あれもこれもしなければ』とモヤモヤ考えているのもそうですから、あながち行動レベルだけではありません。

頭の中でマルチに物事を考えて、実際に行動でもマルチに物事をこなして。二重苦……というと身も蓋もないですが、そんな状態で日々暮らしている人も決して少なくありません」

ブッダの「生きている限り、苦しみがあるのはしょうがない」という言葉があるが、なんとなくそれを思い出した。

そういったマルチタスクな状況は特殊ではなく、現代ではほとんどの方に当てはまると思うが、そのこと自体が脳の疲労を生み出すというわけだ。

## マルチタスクは集中力を下げ、不安を増幅させる

なお、マルチタスクによって、実際に私たちの脳にいくつかの変化が起こることがわかっている。たとえばブリティッシュコロンビア大学の実験[※4]では、マルチタスクの原因になるメールチェックを1日3回に制限したところ、日々の緊張感やストレスが和らぎ、幸福感が向上。一方、制限なくメールチェックしたところ、ストレスが激増し、生産性も下がってしまったという。

また、サセックス大学の研究[※5]では、マルチタスクで脳の構造が変わってしまう可能性が示唆されている。頻繁にパソコンやタブレットなど複数のデバイスを操作する(例えば動画を観ながらインターネットで調べ物をする、など)被験者は、脳の「灰白質」という部分の密度が低いことがわかったのだ。灰白質とは、脳の認知機能や感情コントロールを担う部位で、ここの密度が低いと、集中力の低下や、うつや不安感など精神的な問題を招く可能性が高まるという。

このように、マルチタスクは私たちの脳パフォーマンスを低下させる大きな原因になる。意識があっちこっちに振り回されて、脳が疲弊してしまうのだ。

[※4] 参照…Kostadin Kushlev et al.(2014)Checking email less frequently reduces stress.
[※5] 参照…Kep Kee Loh et al.(2014)Higher Media Multi-Tasking Activity Is Associated with Smaller Gray-Matter Density in the Anterior Cingulate Cortex.

# 第 2 章

# 脳疲労対策

# 脳疲労の対策❶

## シングルタスク化

テクノロジーが発達し、同時に複数の仕事をこなしやすくなったがゆえに、現代ではほとんどの人がマルチタスクを請け負っている。だとすると、やっぱり私たちの脳は疲れている。

川野先生にマルチタスクの対処法を聞いてみたところ、シンプルな回答が返ってきた。

「できるだけシングルタスクにしていくことです」

いやいやいやいや、それはさすがに無理だ。私たちはどうしたって同時に複数のタスクをこなさないといけないのだから！

「そうですね、悠長に一つのタスクだけに集中している余裕はないと思いますよね。しかし実際は、そのほうが仕事は進むのですよ。

本来、人間の脳はマルチタスクに向いていません。複数のタスクがあったとしても、一つ一つのタスクを集中して行い、順番に着実にこなしていく方が、はるかに仕事能率は上がるのです。マルチタスクを『シングルタスクの集合体』としてとらえ直してみてはいかがでしょうか」

たとえばミシガン大学の研究[※1]では、『複数のタスクを一つずつ順番にこなし、一つが終わるまで他には手をつけない方法』と、『一つのタスクが終わらないうちに、他の作業に切り替えながらこなしていく方法』を比べた。すると、後者は前者と比べ、20〜40%も仕事能率が落ちたと報告しているという。

シングルタスクを意識するだけで20〜40%も効率が上がる！　これは決して無視できない差になるだろう。

[※1] 参照…David E. Meyer et al.(2001)Executive Control of Cognitive Processes in Task Switching.

では、マルチタスクを「シングルタスクの集合体」としてとらえ直すにはどうすればいいか、具体的なコツを教えてもらった。

## 【ポイント①】類似のタスクをまとめる

もしマルチタスクで脳がごちゃごちゃしているとしたら、皿洗いと洗濯と掃除を一緒にしてしまっているようなもの。そんな場合は、脳を切り替える必要のない類似タスクをまとめ、グループごとに処理すると脳が整理されていく。まずは全ての仕事をリストアップしてグルーピングし、脳の余計な切り替え作業を防ごう。

もしグルーピングが難しいと感じたら、最初から細かく考えず大まかに分けて取り組もう。実際に作業していく中で「タスクAとタスクBは準備するものが同じだ」といったことがわかってくる。

## 【ポイント②】タスクの時間割を作る

片付けるべきタスクを一覧化したら、それぞれをどの時間帯に行うか割り振っておこう。今の時間では何をするのか明確にしていくことが大事だ。

たとえば、朝は頭を使う書類作成だけに時間を割き、昼前の飽きてくる頃にはメール処理などの単純なタスク、じっとしていると眠くなりやすい午後一番には外回りや打ち合わせ、夕方には明日のタスク整理と指示出し、といった具合だ。

なお、人それぞれ集中しやすい時間帯は変わるので、自分にとって最適な時間割を組めればよい。似たタスクを別の時間帯に行ってみて、終えるまでにかかった時間と集中度を記録しておくと、自分の脳のペースをつかみやすいだろう。

## 【ポイント③】余計なタスクは脳から追い出す

一つのタスクだけに集中しようとしても、急に別の仕事を振られたり、突然忘れていたタスクや、いいアイデアを思いついたりすることもあるだろう。そんなとき、「あとでやろう」と心に留めておこうとすると集中が妨げられる。そこで、手近な紙や付箋などに書き出し、物理的な覚え書きを残すことで、いったん脳の外に追い出そう。

「あ、その件もあったね。とりあえず今はこっちに留めておこう」という形だ。こうすることで、その件を忘れることなく、脳のスペースを空け、今集中すべきことに集中できる。目の前のタスクが終わったら書き出したタスクを見直し、時間割に組み入れよう。

一部の職業の方以外、私たちはマルチタスクから逃れることはできない。そうであれば、マルチタスクに脳が振り回されない工夫をしていけばよいのだ！

単純なことに思われたかもしれないが、忙しいときほど目の前の仕事に追われ、タスク整理がおろそかになる人が多いのだそう。

確かに、仕事が散らかっているときほど、今考えなくてもいいことまでモヤモヤ浮かんできてしまう。だが、一度きちんと整理して「あれは○日の○時にやる」とはっきりさせておけば、安心して目の前のことに取り組める。

仕事のスケジュールには、「マルチタスクをシングルタスクに分解する」という工程を重要事項として組み込んだほうがよさそうだ。

## 脳疲労の対策❷

### 意識のコントロール力を養う

また、意識の切り替えが苦手な方には、『マインドフルネス』も有効だという。

「意識の切り替えができないということは、常に注意散漫の状態ということ。マインドフルネスで自分の注意をコントロールする力を身につけると、不必要に脳が疲れるのを防ぐことができます」

ビジネス界でも話題のマインドフルネス、聞いたことがあるだろうか？　マインドフルネスはまさに『今、目の前のことだけに注意を向けている状態』を指し、瞑想などによって訓練できる。継続することで集中力が上がり、ストレスが低減することもわかっている。私がインストラクターを務める疲労回復ジムでも、「脳をゆるめる」ための大切なメソッドとして取り入れている。

## シリコンバレーの瞑想ブームは〝当たり前〟

ビジネス界におけるマインドフルネスブームは、Googleのエンジニアだったチャディー・メン・タンが開発した研修プログラムから火がついたという。シリコンバレーのエリートが行う最先端の「意識のコントロール術」、あるいは「ストレス解消法」として、世界中で注目されることになったのだ。

「ＩＴの最先端であるシリコンバレーで最初にブームが起こったのは当たり前のこ

とで、職業特性上、必要だったからなんです。ＩＴ系の仕事の方というのは非常にマルチタスクです。私のクリニックでもエンジニアの方のご相談が多く見られます。また私は国内の大手企業でマインドフルネス研修を担当していますが、やはりＩＴ企業の人事あるいは保健部門の方からの依頼が多いですね」

なるほど！　シリコンバレーでマインドフルネスがブームになったのは、最先端の技術を扱う彼らが一番脳の疲れに悩んでいて、だからこそ効果を感じていたからなのか！

「マインドフルネスは、今この瞬間への意識をはっきりとさせ、注意を持続させる力を養ってくれます。

例えば、会議中にふと考えごとをしてしまい、気がついたら全然話についていけなくなっていた、なんて経験はありませんか。これは、意識が今この瞬間に集中しなければいけないことから離れ、別のことに向いていたからですね。

目の前の現実で起こっていることは会議であり、今考えなければいけないことも会議の議題。にもかかわらず、あなたが意識を向けていることは、頭の中にある非現実。このように、『今この瞬間の現実』と『注意の対象』に乖離が生まれると、〝心ここにあらず〟の状態になってしまいます」

そのような事態は〝あるある〟だろう。電車でぼーっと考えごとをしていたら、降りる駅を乗り過ごしたり、仕事の考えごとをしながら家に帰ったら、家族の髪型の変化に気づかなかったり。

心ここにあらずは、心だけが過去やら未来やらに行ってしまっている状態。いわば脳のタイムスリップともいえるかもしれない。

情報という名の刺激があまりにも多く、考えるべきことが常に複数ある現代は、〝心ここにあらず〟になりやすい時代なのだろう。

## 〝心ここにあらず〟は悪ではない

「とはいえ、そのような考えごとは一切不要なのかというと、そうではないんですよね。なぜ心ここにあらずの状態が生まれるかというと、人間は『考える』という能力を持っているからなのです。思考と想像は人間の素晴らしい能力であり、それによって他の動物にはできないさまざまなイノベーションを起こしてきたわけです」

たしかに、〝心ここにあらず〟はイノベーションの源でもあるというのは同意見だ。シャワー中やトイレ中など、いったん集中が途絶えたときこそ、ふっと新しいアイデアや解決策を思いつく、なんてこともよくある。

しかし、やはり集中すべきときに集中できないのは困ってしまう。そこで必要なのが、自分の意思で注意の対象をコントロールする力。これを学んで習得できるのがマインドフルネス、というわけだ。

## まずは手のひらに触れてみる

「マインドフルネスでは、今この瞬間に起こっていることに注意を向けていきます。右手で左の手のひらを触ってみてください。そのあたたかさ、柔らかさだけを感じてみてください。それだけでいいんですよ。

とはいえ、こんなにシンプルなのに、『ただそれだけを感じる』って難しいと思いませんか?」

川野先生の指示通り、手のひらに意識を向けてみる。しかし、じっと手のひらの感触だけを感じとろうとしても、すぐに爪が伸びているから切らなきゃ、とか、なんでこんなにしわが多いんだろう、嫌だな、とか、そもそも全く関係ない仕事のことを考えてしまったり……意識はあちこちに行ってしまいがち。

マインドフルネスは、こんなふうに意識が散漫としていることにハッと気づいて、目の前のことに意識を引き戻す。これの繰り返しなのだ。

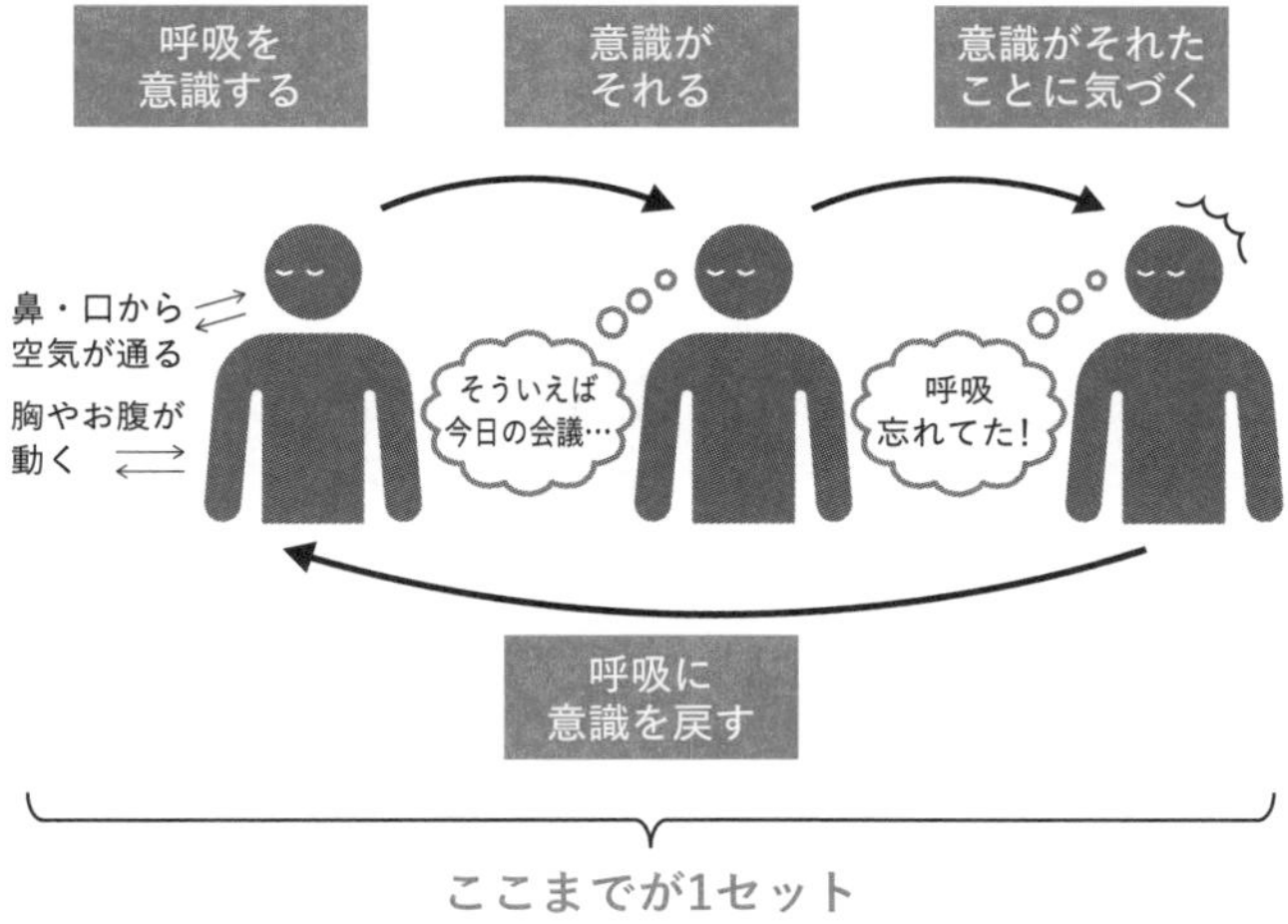
呼吸を
意識する
意識が
それる
意識がそれた
ことに気づく
鼻・口から
空気が通る
胸やお腹が
動く
そういえば
今日の会議…
呼吸
忘れてた！
呼吸に
意識を戻す
ここまでが1セット

「今は手のひらに注意を向けていただきましたが、まずは呼吸に注意を向ける訓練から始める方が多いですね。ただ、注意を向ける対象は何でもいいのです。大切なのは、自分の意識が今どこに行っているか気づくこと。

こうして注意をコントロールする訓練を継続して行っていくことで、やることがいっぱいあったとしても、今優先すべきタスクにだけ集中できるようになってきます。マルチタスクでも脳を疲れにくくできるのです」

## マインドフルネスで感情と仲良くなる

マインドフルネスを継続することで養われるのは、「目の前のことに集中する力」だけではない。なんと内臓のコンディションにも影響があるという。

「最初に、自律神経は感情に引っ張られるので、心が乱れやすい人は脳もその他の内臓の調子も乱れやすいというお話をしましたよね。マインドフルネスを学んでいくと、感情をコントロールできるようになるので、自律神経が乱れにくくなり、内臓への余計な負担が減るんですよ。

私たちは日々悲しくなったり嬉しくなったりするものです。それをやめることはできないし、やめる必要もありません。しかし、その感情に折り合いをつけて、自分の感情と仲良くなることはできます」

自分の感情と仲良くなる。いったいどういうことだろう。

## 「気づき」と「受容」の2ステップ

「マインドフルネスで行うべき最初のステップは、『気づく力』を育むことです。というか、これがすべてといっても過言ではありません。これを『アウェアネス（awareness）』ともいいます。

まず、何か一つの感覚に意識を向けてそれを観察します。わかりやすいのは呼吸ですね。ただ、必ずしも呼吸でなくても問題ありません。さきほどお伝えした手のひらの感触でもいいですし、お茶の香りでもいいんですよ。

ここで重要なのは、ただ一つのものに集中して入り込むこと。じっと観察を続けていると、次第に細かな変化に気づけるようになります。今日は呼吸が遅いな、早いな、といった気づきです。

気づきを得られたら、ただそれを観察します。呼吸が遅いのが良い、悪いなどは判断しません。これが、ありのままの現実を受け入れるということ。あらゆる気づきをそのまま受け入れる訓練をするのです。

すると、次第にすべての物事を客観的かつ、あるがままに見られるようになってい

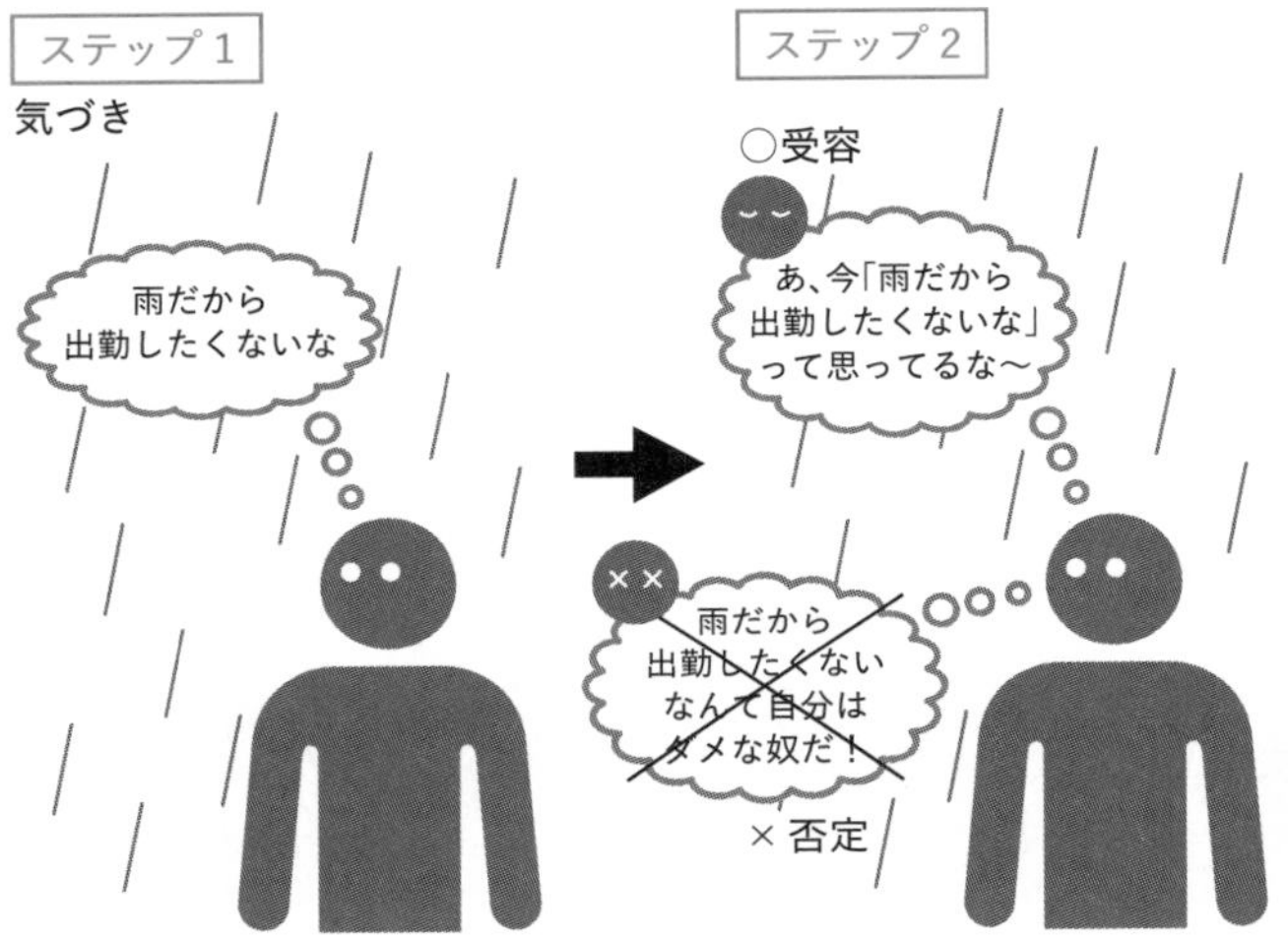
ステップ1
気づき
雨だから
出勤したくないな
ステップ2
○受容
あ、今「雨だから
出勤したくないな」
って思ってるな〜
雨だから
出勤したくない
なんて自分は
ダメな奴だ！
×否定

きます。これが二段階目の『受容』という段階です。『アクセプタンス（acceptance）』とも呼びます。自分が今感じていることを、少し引いた自分が見ているような状態ですね」

川野先生いわく、マインドフルネスは「気づき」と「受容」の2ステップになっているとのこと。

「なぜ『受容する』というステップが必要なのかというと、自分の主観的な感情に巻き込まれないためです。

たとえば私たちは、つい自分の嫌なところやできていないところ、欠点ばかりが目について、自己嫌悪や自己否定に陥ることがあります。実はこの時点で、自分の感情に巻き込まれていて、事実を客観的に見ていないことになります。

Aさんは100メートルを12秒で走れるのに、自分は15秒かかってしまう。これはAさんよりも3秒足が遅いという事実です。ただ、『だから自分はAさんよりダメな人間である、弱者である』とみなすのは感情的な判断ですよね。

人は強い感情、特にネガティブな感情が起こるとそれに入り込んでしまい、客観視できなくなってしまいがちです。そこから不要なストレスやトラブルが生まれ、注意散漫にもなります。

マインドフルネスは、事実と感情を切り分け、ありのままを受け入れることの練習になるのです」

私たちは、自分が一番自分をわかっていると思いがちだが、実際に自分というものをありのままに見ることは難しい。どうしても他人や理想の自分と比較してしまい、良い悪いという判断を付け加えてしまう。しかし、自分を客観的にとらえる力、ありのままの自分を受け入れる（受容する）力が、忙しい脳をケアするためには必要なのだ。

## 感情を自覚できない「アレキシサイミア」

「現代は外から入ってくる情報があまりにも多いので、注意資源のほとんどを外の情報に向けることに使い切ってしまい、自分の内面に向ける余裕がない、とお話ししましたね。内面を観察する習慣がないと、どんどん気づく力＝アウェアネスが下がっていき、自分の感情をうまく言葉に表せなくなってしまうんです。

例えばネガティブな感情でも、不快感、怒り、焦り、恥ずかしさ、などさまざまな種類の感情がありますよね。自分の感情を明確化することができる人は、『私はこのようなことに対してこういう風に怒っているんだ』と冷静に話すことができます。

一方で、自分の感情や感覚に注意を向けることが不得意な方の場合、これは怒りなのか恥ずかしさなのか悲しみなのかわからず、ただ捉えどころのない不快感となるわけです。

ただの不快感というのは、実態のわからない嫌な感覚ですから、その不快感を解消するための代償として、原因不明の動悸や腹痛といった体の反応が表れたりします。

また、声を荒げたり、問題を起こしている人に対して責めるような発言をしたり、ネット上で誰かを叩いたりといった、葛藤の対象を自分の外側の世界にすり替える心の反応が起こることもあります。こうした反応はほとんどが無意識に発動されますから、周囲から見ても、あるいは自分自身にとっても、突発的なものにしか見えません」

感情は自律神経を介して体にも影響する。ということは、原因不明の不調や突発的にやってしまったことが、無自覚な感情の蓄積によるものだった、ということも大いにありえるのだろう。

「このような状態をアレキシサイミア＝失感情症、と言います。感情を自分で自覚することができないし、それを言葉にして表現することも苦手な傾向です。ゆえに自分でも制御できないということです。このような方が急激に増えていることが心理学の分野でも指摘されるようになりました。

マインドフルネスを通して気づきの訓練をすることは、自分のためにも周囲のためにも、非常に大切なことなのです」

私は、「食事瞑想（食を通してマインドフルな感覚を育むこと）」を日々指導しているが、この際、「美味しい」という言葉を禁止している。「美味しい」ですべての感想をくるんでしまうと、自分がどんな感覚でどんな味を感じているのかが曖昧になってしまうからだ。しかし実際にやってみると、「美味しい」以外の表現方法を持つ方が少ないことに驚いている。

言葉に正解はないし、自分がどう感じているのかに正解もない。ただ、「自分がそう感じている、思っている」という感覚を正確に捉え、言葉にすることは、現代を生きる私たちにとって驚くほど難しいようだ。

語彙力消失の例として一時期話題になった「ヤバイ」という言葉も同様だろう。良い意味も悪い意味も安易に表現できてしまう「ヤバイ」は、便利ではあるが、自分の感覚を正確に捉えるプロセスが完全に抜けているように思う。

# 脳疲労の対策❸

## アウェアネス・トレーニング

これまで脳が疲れる原因や、それによって全身が疲れる理由などを見てきた。多すぎる人口や情報が心を疲れさせ、マルチタスクが脳疲労を加速させ、自律神経を乱す……社会が便利になるにつれて、私たちが予想しない弊害が起こりつつあるようだ。

とはいえ、川野先生から「意識のあり方は100％トレーニングで変えられる」という心強いお言葉をいただいた。

情報やタスクの荒波に耐えうる脳を作るために、誰でも手軽にできるマインドフルネスのトレーニングを今回ご紹介したい。

息をする、歩く、という簡単な動作で自分の『アウェアネス（自分の意識の状態に気づく力）』をトレーニングしてみよう！

## 呼吸アウェアネス

まず、呼吸を使ってアウェアネスのトレーニングを行ってみよう。特別に準備するものはなく、自分の体と、10分程度集中できる場所と時間があれば挑戦できる。

### ①楽な姿勢で座る

イスに腰掛けるまたは床であぐらを組み、姿勢を整える。その状態で10分程度座っていられるよう、関節や筋肉に痛みや不快感がないように座り方を調整しよう。

また、最初は問題がなくても、同じ姿勢をキープしていると違和感が出てくる場合がある。その場合は途中で座りなおしてよいので、楽な姿勢に調整しよう。

**②呼吸は口でも鼻でもOK、楽な方で呼吸を確認する**

呼吸に意識を向けていく。空気の通り道は鼻でも口でもOKだが、鼻呼吸に問題がない方は、より集中しやすい鼻呼吸がおすすめ。

呼吸法を行うわけではないので、無理に「呼吸をしよう」と頑張らなくてOK!

呼吸は、自分の注意がそれたことに気づくための対象と認識しよう。

**③呼吸の流れを確認する**

鼻や口から呼吸が通っていくさまを確認しながら、吸う息でお腹や胸が膨らみ、吐く息でお腹や胸が凹むのを感じよう。ここでも無理に「吸おう、吐こう」とせずに、ただ今の呼吸を静かに見守るイメージで呼吸に意識を向けよう。

**④意識がそれたことに気づいたら、呼吸に注意を引き戻す**

③の状態ができたら、ただ呼吸に意識を向け続けるだけでOK。とって

もシンプルである。ただ、やってみると、呼吸に意識を向け続けるのは難しいと気づくはず。これは、川野先生がおっしゃった、「自分の心身を客観的に観察する力が下がっている」（40ページ）ことの表れだ。

ただし、重要なのは意識がそれていたということに気づくこと。もし注意がそれたとしても、それに気づく（アウェアネス）ことができたら成功だ！

最初はすぐに意識がそれてしまっても、繰り返していくと徐々に意識を向け続けることもできるようになる。まずは1日10分、習慣化に必要といわれる3週間の継続を目指して続けてほしい。

なお、呼吸に注意を向けていると時間の経過がわからなくなるので、③のステップに入るタイミングで10分タイマーをかけておくとよい。

## 歩行アウェアネス

続いて、歩行を利用したアウェアネスのトレーニングもお伝えする。通勤中など移動しながら行えるほか、じっと座っているのが苦手だという人にもおすすめだ。

**①足に意識を向けながらゆっくりと片足を上げる**

ゆっくりとかかとが床から離れていくのを感じながら、「かかとが上がる」と心の中で唱える。続いて、つま先も床から離し、指が体重から解放されていくのを感じながら、「つま先が上がる」と唱える。

**②ゆっくりと一歩前へ踏み出す**

宙に浮かせた足をゆっくり前へ振り出しながら、「移動する」と心で唱える。

### ③着地する感覚に意識を向ける

無理のないところで足を着地させ、足の裏に床の感触が戻ってくるのを感じながら、「着地する」と心で唱える。今度はもう片方の足でこれを繰り返す。

ゆっくりと歩きながら、一歩一歩の足の感覚に注意を置き、その変化を丁寧に感じ取ってゆく。これだけで気づく力のトレーニングになるのだ。

なお、このように何かを行うとき、動作の一つひとつに意識を向けていく方法は、歩行だけでなく、食事や運動、家事などさまざまな場面で使える。毎日の習慣に取り入れてみてはいかがだろうか。いつもの食事の場面で新しい味の感覚、いつもの運動の場面で新しい体の感覚、いつもの皿洗いの場面で新しい冷たさの感覚など、新しい発見があるかもしれない。

［第１・２章］参考…川野泰周著『脳がクリアになるマインドフルネス仕事術』クロスメディア・パブリッシング、2017年

# 第 3 章

# 胃腸と疲労
## ——ストレスがモロに出る内臓

# 胃腸疲労チェック表

## 症状チェック

✓ 胃の不快な症状(胃もたれ・胃痛・胸焼け・ゲップ等)がある

✓ すぐお腹いっぱいになったり、気持ち悪くなったりする

✓ お腹の不快な症状(腹痛・下痢・便秘・お腹の張り等)がある

✓ 排便時、「バナナ型の便がスルッと出る」ことがあまりない

✓ 上記の症状は、午前中や重要な仕事の前によく起きる

## 行動チェック

✓ 毎食腹8分目以上食べている

✓ 食事の時間や内容が不規則になりがち

✓ アルコール・カフェイン・炭酸・辛いもの・高脂肪食をよく摂る

✓ 風邪薬や痛み止めなどを常用している

✓ ストレスを感じることが多い

**当てはまるものが多いほど、**
**胃腸が疲れているかもしれません**

プレゼン当日、急な腹痛に見舞われてトイレに駆け込んだ。
仕事でトラブルがあると、お腹のあたりがチクチク痛む。
不規則な生活をしているせいか、どうにも便秘気味だ……。

誰しも一度はこのような経験があるのではないだろうか。胃腸は、心身のストレスがモロに出る臓器といえるかもしれない。

胃や腸を元気にする市販薬やサプリ、ドリンクが数多く存在することからも、胃腸の症状は現代人の悩みの種となっていることが伺える。

この厄介な胃腸という臓器。
一体どう付き合っていけばいいのだろうか。

# 胃腸の役割

## 力を合わせて消化吸収「消化管レンジャー」

まずは胃腸とはどういう臓器なのか、基本から確認していこう。

前提として、胃と腸は「消化管」を構成する臓器である。

自分の体を「ちくわ」だとイメージいただくとわかりやすい。私たちは口から摂取したものを、胃や小腸、大腸を経て最後に肛門から排泄する。それらは一本の管のように、一つながりで体の中を通っている。その管のことを消化管という。

消化管は次の臓器で構成されている。食道、胃、小腸（十二指腸・空腸・回腸）、大腸（盲腸・結腸・直腸）である。

消化吸収には実にさまざまな臓器の力が必要で、私たちの体に非常に負担をかける作業だと想像できる。複数の臓器たちが連動しながら一生懸命働いてくれることで、

## 消化管は一本の管のように体の中を通っている

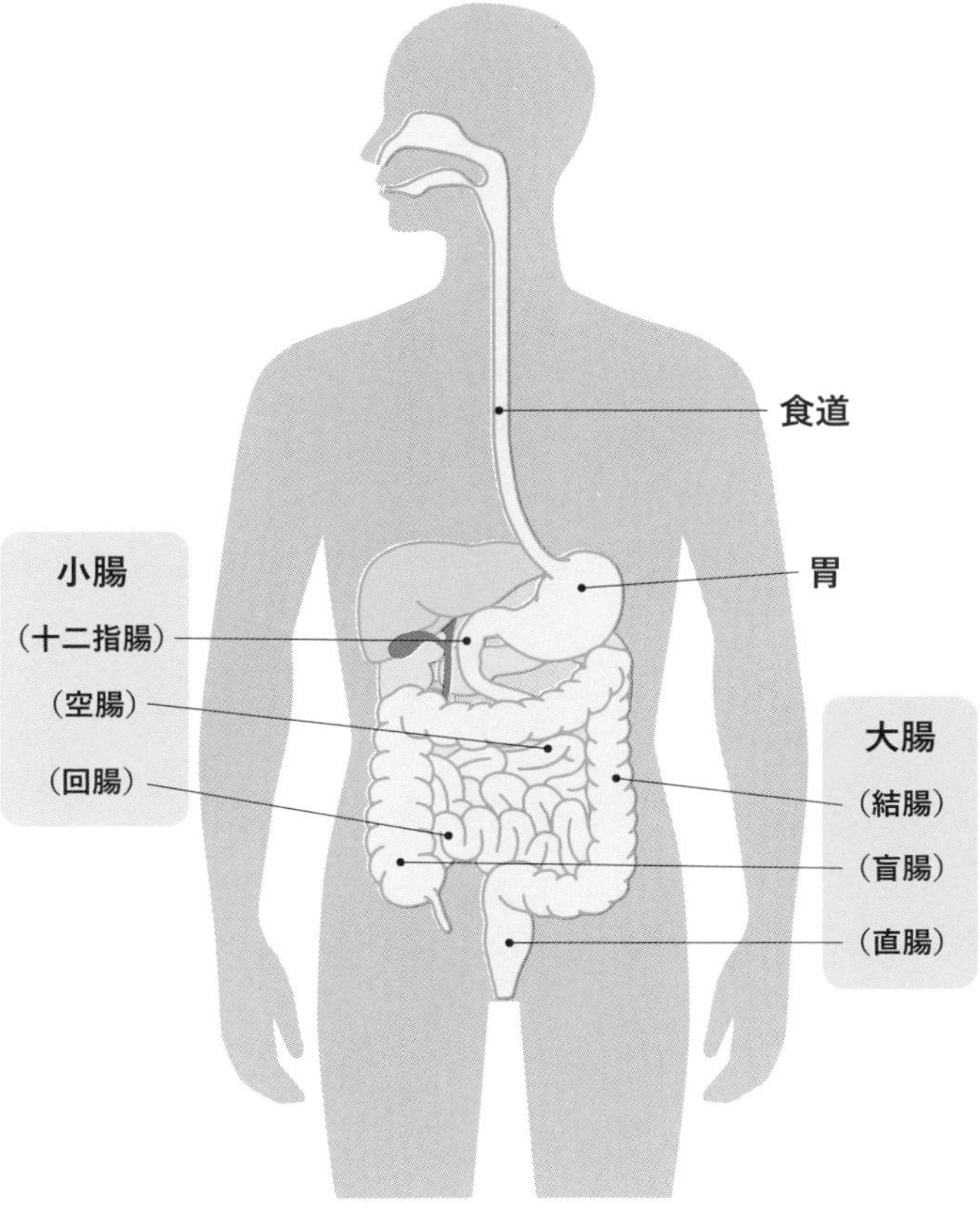

「食べものを消化し、吸収し、立派な便として排出する」というプロセスが毎日繰り返されているのだ。いわば消化管は、力を合わせて消化吸収を行う、戦隊ヒーローのようなもの。

しかし、消化に悪いものを食べたり、特定の臓器が弱っていたりすると、うまく力が発揮されずいろいろなお腹の症状が出るというわけだ。

## 胃は「体内への来訪者をチェックする門番」

消化管のうち「胃腸」はひとくくりにされることも多いが、「胃」と「腸」では全く役割が異なることはご存知だろうか?

胃は、主に「溶かす(=食物を貯め、粥状化し、少しずつ腸へ送り出す)」役割を担っている。まず、口腔から食道を通って食べものが入ってくると、胃の上部がゆるんでふくらみ、一時的にスペースを広げ、食べものを受け入れる。それから、胃の筋肉の伸び縮みによって食べものを揉み込み、消化液(胃液)と混ぜ合わせる。この胃液には強い酸性の液（胃酸）が含まれており、食べものを溶かして吸収しやすい形にすると同時に、体に害を及ぼさないように殺菌もしていく。

つまり胃は、体内への来訪者に対する「門番（ゲートキーパー）」的な役割を果たしているのだ。

あくまでも門番なので、アルコール以外のものは吸収せず、ドロドロに溶かした消化物を「蠕動《ぜんどう》運動」[※1]によって腸へと送り込んでいく。

## 小腸は「消化・吸収」、大腸は「排泄」係

一方の腸は、主に「消化・吸収」と「排泄」を担っている。胃を通過してきたものを消化し吸収するとともに、吸収できなかったものを体外へ送り出す役割を果たす。

腸は「小腸」と「大腸」の2エリアに分かれている。小腸[※2]が大半の栄養素を吸収し、そこで吸収されなかった残りかすなどが蠕動運動で大腸[※3]に送られて、便を形成する。それが蠕動運動で肛門へと送られ、体外に排泄されるのだ。

[※1] 蠕動（ぜんどう）運動…筋肉の波打つような動き。「蠕」とは、虫が這うような動きを指す。／[※2] 小腸…全長約6メートルもあり、体の中で最も長い臓器といわれている。／[※3] 大腸…全長約1・5メートル。ちなみに、回腸の末端より下方の大腸の始まりの部分を盲腸と呼び、盲腸の下部から細く突出した部分を虫垂と呼ぶ。あの急な腹痛で有名ないわゆる「盲腸」とは、正しくは急性虫垂炎のことを指す。

そして腸の中には、たくさんの細菌が住んでいる。彼ら「腸内細菌」は人間の食べたものや分泌物をエサに増殖し、消化吸収に役立ったり、人体に有益な成分を産生したりしている。

さらに、腸において特筆すべきは、「脳腸相関」といわれるように、脳と腸は非常に密接なつながりをもっていること。このため、腸内環境がメンタルに影響したり、メンタルが腸の動きや知覚に影響したりする。これらの特徴については、後ほど詳しく解説していく。

食欲不振、胃痛、胃もたれ、吐き気、腹痛、下痢、便秘……胃腸は、私たちにかなりいろいろな感覚を伝える臓器である。第5・6章で扱う肝臓は「沈黙の臓器」と呼ばれるのとは対照的だ。そういう意味では「おしゃべりな臓器」かもしれない。

そんな胃腸のSOSに、どう応えてあげればよいのだろう？　東北大学の金澤素先生、東京慈恵会医科大学の中田浩二先生にお話を伺った。

# 胃腸の役割

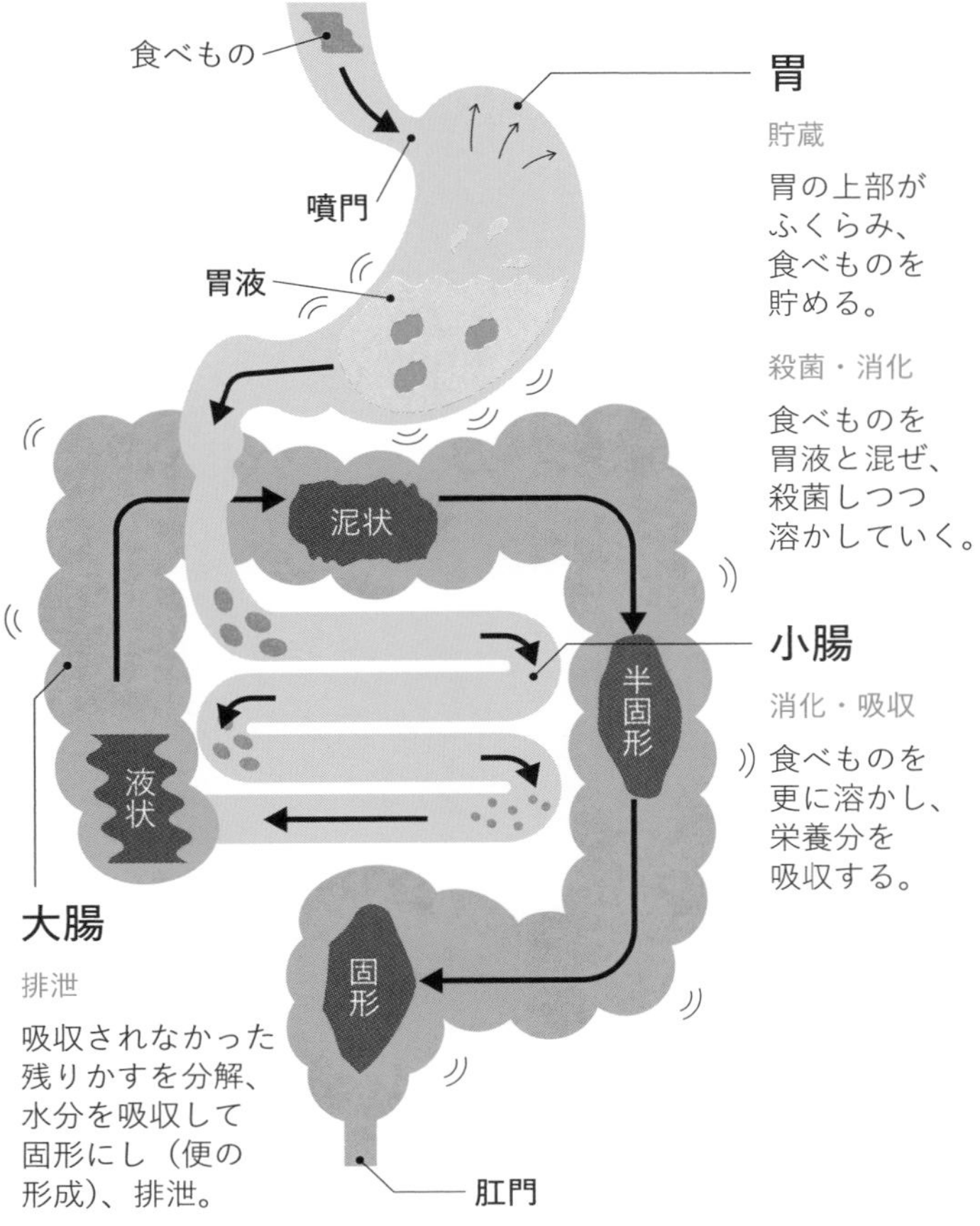
食べもの
噴門
胃液
泥状
液状
半固形
固形
肛門
胃
貯蔵
胃の上部がふくらみ、食べものを貯める。
殺菌・消化
食べものを胃液と混ぜ、殺菌しつつ溶かしていく。
小腸
消化・吸収
食べものを更に溶かし、栄養分を吸収する。
大腸
排泄
吸収されなかった残りかすを分解、水分を吸収して固形にし（便の形成）、排泄。

回答者

**金澤素（かなざわ・もとより）先生**

東北大学大学院医学系研究科 行動医学分野 准教授
医学博士・総合内科専門医・心療内科専門医・日本心療内科学会登録指導医・米国消化器病学会フェロー。日本消化器病学会にて機能性消化管疾患診療ガイドライン「過敏性腸症候群（ＩＢＳ）」作成委員会委員ならびに米国ノースカロライナ大学にて非常勤講師としても従事している。
主な研究分野は機能性消化管疾患、特に脳腸相関の病態におけるストレスの役割の解明。

**中田浩二（なかだ・こうじ）先生**

東京慈恵会医科大学 臨床検査医学講座 教授・慈恵医大第三病院 中央検査部 診療部長
日本消化器外科学会 消化器外科専門医・消化器外科指導医
東京都生まれ。１９８４年東京慈恵会医科大学卒業。日本消化器病学会の機能性消化管疾患診療ガイドライン「機能性ディスペプシア（ＦＤ）」作成委員を務めた。学生時代は空手道部主将を務め（三段）、国際大会にも出場。内科疾患・外科手術と消化管機能障害に関する研究と臨床に従事。「胃癌術後評価を考える」ワーキンググループ／胃外科・術後障害研究会を通じて胃切除後障害の克服に向けた全国的な活動に取り組んでいる。

# 胃腸と疲労感の関係

## 胃腸と疲労感の関係は？

消化吸収という、生きるために欠かせない役割を担ってくれている胃腸。これが適切に働かなくなり、必要な栄養を吸収できなかったり、不要なものを排泄できなかったりすれば、当然、体は正常に働かない。

全身の疲労感と胃腸の関係について、金澤先生に聞いてみた。

「疲れやすい感じは、ある状態や疾患に特徴的にみられるとは限りません。その症状にどのような特徴があるのか、ほかに伴う症状は何かについても理解しながら医師は診察していきます。

特に注意が必要な点として、顔色が優れない・青白い、体重減少がある、体のどこかに持続的な痛みがあるなどの症状を伴う場合、悪性疾患などの可能性があるため、すみやかに病院を受診しましょう。

また、一時的な精神的・身体的ストレス、睡眠不足、栄養不良、風邪などの急性感染症によっても、疲れやすい感じは起こります。これらが原因であれば、休養やストレス解消、栄養の改善によって回復することがあります。それでも回復しなければ、やはり病院にかかることをお勧めします」(金澤先生)

疲れやすい感じは、どの疾患に特徴的に起こるということはないのだそう。

「ほかにどんな症状があるか」にも注意が必要なのだ。

特に胃腸の症状を伴う場合でいうと、次のようなものが考えられるようだ。

「胃腸の『機能的な異常』(詳細は117ページ)では、胃腸の慢性的な不調だけでなく、不安感、憂うつな気分、頭痛、そして疲れやすさを伴いやすいと知られています。

一方で、慢性的に食欲がない、よく眠れない、集中できない、やる気が出ないなどの症状を伴う疲れやすさは、うつ病など、メンタルヘルスの疾患が原因の場合もあり

ます。この際、胃腸の症状や便秘などの便通異常も伴うことが多くあります」（金澤先生）

なるほど。胃腸の『機能的な異常』に伴って、疲れやすさ、心の不調が起きることがある。その一方で、心の不調に伴って、疲れやすさ、胃腸の不調が起きることもあるわけだ。

体に原因があり心にも不調が出てくる場合、心に原因があり体にも不調が出てくる場合など、やはり体と心は密接に影響を与え合っているのだ。

中でも胃腸は、日々の生活の中で不調を自覚しやすい部分であり、ＱＯＬに大きく影響してくる。胃腸の調子を保つことは、やはりコンディションを整えるための重要事項だ。

# 胃腸疲労の原因

## 日常に潜む不調の罠。風邪薬にも注意！

それでは現代生活において、胃もたれや便秘など、胃腸で起こりがちな不調は主にどこからくるのか。

「食べすぎ、飲みすぎをはじめとした不規則な生活習慣、そしてストレスが知られています[※4]。不規則な食事や精神的・身体的ストレスなどによって自律神経やホルモンのバランスが乱れると、睡眠障害、糖代謝[※5]の変化、消化に関する胃腸の働きの変化などが起きると考えられます。

また、一部の薬には胃腸障害や消化管運動の変化を引き起こすものがあります。例えば、痛み止めの『非ステロイド性抗炎症薬（ＮＳＡＩＤｓ）』[※6]、血をサラサラにす

[※4] 注…器質的な異常を除外した場合。／[※5] 糖代謝…食事から摂取された糖質が分解され、エネルギー源として利用されたり、必要時に備えて貯蔵されたりする仕組み。／[※6] NSAIDs…痛み止めなどに広く使われている薬。血液を固まりにくくする作用もあり、脳梗塞や心筋梗塞の予防にも使われる。

る『抗血栓薬』、体の各部位の炎症を抑える『副腎皮質ステロイド薬』などです。咳止めや風邪薬も便秘になりやすくなるものがありますね」（金澤先生）

食べすぎ・飲みすぎが胃腸の負担になるのはわかる。が、敵はそれだけではなかった！　そう、ストレスの影響も大きく受けるのだ。

さらに薬にも注意が必要とのこと。風邪薬や痛み止めなど、現代では日常的に服用する方も多いだろう。不調を解消するための薬が別の不調を招くかもしれないとはつらい話だ。病院などで特定の薬を処方する際は胃腸薬をあわせて処方することもあるそうで、胃腸が弱い方などは特に、薬を飲む際は医師や薬剤師さんに相談したほうがよさそうだ。

## 腸は「権限移譲された特別な部署」

さて、ここでひとつ、ぜひ聞いておきたいことがある。

胃腸の不調の原因にはストレスがあるとのことだが、「腸は第二の脳」や「脳腸相関」という言葉が広まってきているように、特に腸は脳との関連がよく取り上げられているように思う。実際、「緊張する場面でお腹を下してしまう」など、お腹周りはメンタルの影響を受けやすいという実感がある。

脳のパートで解説した通り、脳は腸だけでなく体のさまざまな臓器とつながっているはずだ。にもかかわらず、なぜ腸だけがここまで脳とのつながりを強調されるのだろうか。

「『腸は第二の脳』といわれるのは、腸には『腸管神経系』という独自の神経ネットワークがあり、脳の指令がなくとも、摂取した食物を自律的に消化する働きが備わっているためです。このようなネットワークはほかの臓器には確認されていません」（金澤先生）

なんと、腸は自らが判断を下す機能を持つのだ！

第1章で「脳はプレイングマネジャー」と例えた通り、私たちの体は全て脳が管理している。神経を介して伝わってくる脳からの指令がなければ、私たちは腕一つ動かせないし、肺や眼球も動かない。

しかし、腸に関しては話が別だ。実は消化器官(食道・胃・小腸・大腸)には、脳からの指令を受ける自律神経だけでなく、「腸管神経」という巨大な網目状のネットワークが張り巡らされている。この腸管神経は、脳からの指令がなくても自律的に活動できる、特別な神経なのだ。

人間の場合、腸管神経は数億個にも及ぶ細胞で構成されており、もっとも複雑な末梢神経といわれている。これが、腸が「第二の脳」といわれる理由だったのだ。

いわば腸は、ブレイングマネジャーから権限移譲された特別部署なのである。

## 「幸福感」は腸から生まれる?

そして、『脳腸相関』といわれる理由は次の通りだ。

「脳と腸はお互いに関連し合って情報交換しています。これを『脳腸相関』と呼びます。脳は自律神経やホルモンなどを介して、身の危険、すなわちストレスにいつでも対処できるよう、腸の消化の働きを調整しています。一方、腸内環境の変化は脳に伝達され、感情や脳の働きを変化させることもわかってきました。自律神経とホルモンが、このような脳と腸の情報交換に深く関わっています。

さらには、腸内細菌とその代謝物もその情報交換の働きに大きな役割を果たしていることが最近わかってきました」（金澤先生）

そう、腸はただ脳から指令を受けるばかりでなく、腸から脳にメッセージを発信することもできる。

脳から各臓器への情報伝達については、既にさまざまな知見がある。しかしその逆、各臓器から脳への情報伝達はあまり注目されてこなかった。しかし近年、さまざまな神経やホルモンを介し、双方向的なネットワークが形成されていることがわかりつつある。中でも、臓器の中で生じたさまざまな信号が脳へ伝達され、その情報処理に影響しているのが明らかになっているのが、腸なのだ。

## 脳と腸は互いの情報を交換している

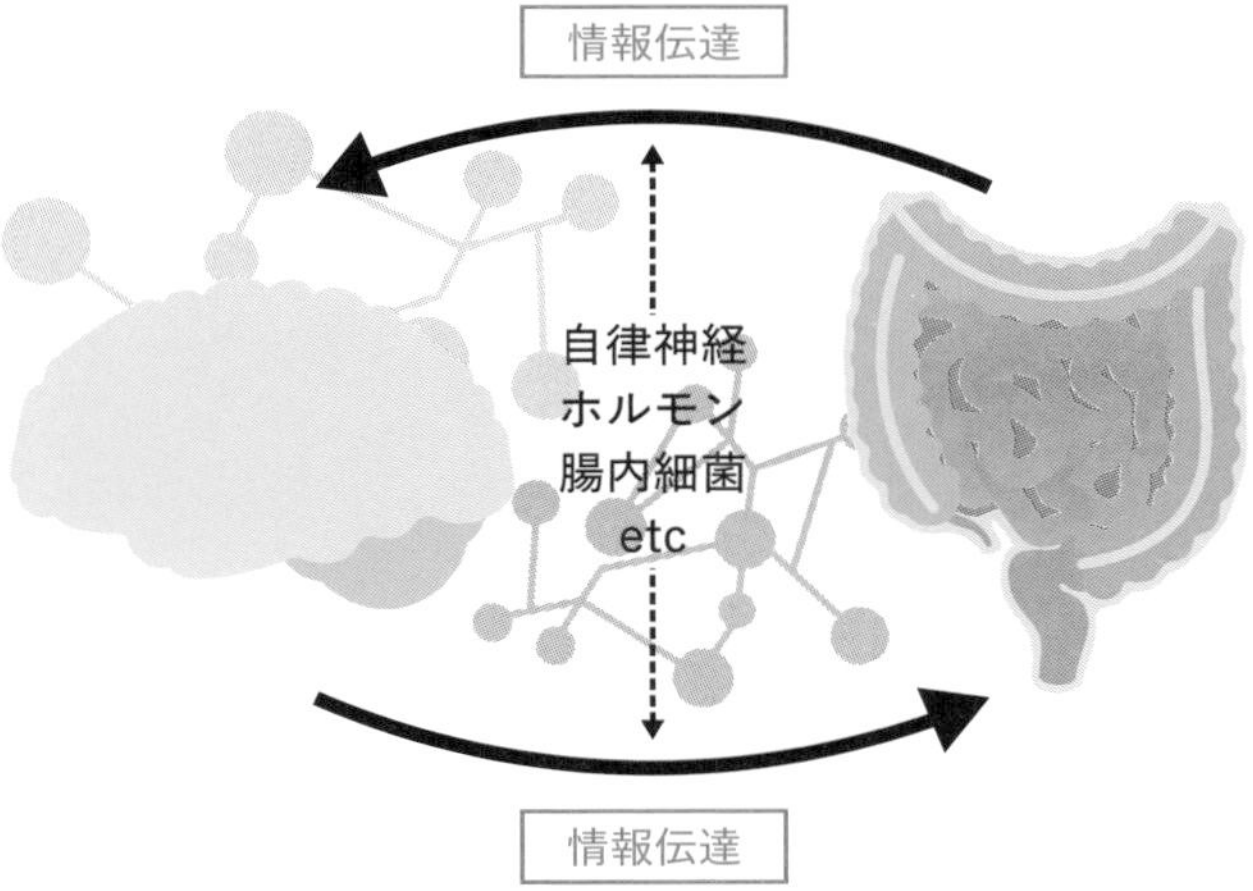


さらに、腸内細菌と神経との関連もまた双方向的であると考えられている。複数の研究によって、心理的ストレスが人体に有害な菌を増やし有益な菌を減らすことや、腸内細菌が脳の神経や伝達物質の濃度にも影響している可能性などが示されている。

また腸内細菌はさまざまな成分を産生しており、代表的なものとしてセロトニンがある。セロトニンとは、私たちが幸福感やリラックス感を感じるもとになる物質で、俗に「幸せホルモン」と呼ばれる。腸内細菌は必須アミノ酸をエサにしてセロトニンのもとを産生し、それが脳に届けられるとセロトニンとなる。セロトニンが正常に働くと、人は幸福感を感じ、前向きな気持ちを保てる。一方セロトニンが足りていないと、イライラや不安を感じやすくなる。

幸せかどうか、というのは気持ちの問題なので脳がつかさどっているようなイメージがあった。しかし、幸せを感じる種となる物質は90%が腸で作られているという。つまり、腸が正常に働いてくれないと私たちの心は乱れてしまい、幸せを感じることが難しいのだ。

どうやら元気な脳と心を保つためにも、腸はなくてはならない存在のようである。

胃腸の不調は、実にさまざまな形で表れてくる。ここからは、よくある胃腸トラブルについて、一つひとつ掘り下げていこう。中田先生にお話を伺った。

## チクチク、キリキリ……胃の痛み

まずは胃の症状について見ていこう。胃のトラブルで最初にイメージされるのが、「胃痛」ではないだろうか？　「ストレスで胃に穴があく」という表現もあるように、嫌なことがあるとみぞおちの辺りがチクチク、キリキリ、ズキズキ痛む……なんて経験はないだろうか。

### 胃はときに自らを攻撃する

胃痛が起こる原因は、ずばり「胃酸」。

胃は「門番」であり、食べものを胃酸で殺菌しつつ溶かしているという話をした。

この胃酸の威力は非常に強いため、通常、胃の内側の粘膜からは胃酸から身を守る「胃粘液」が分泌され、胃を守っている。

ところが、なんらかの理由で胃酸と胃粘液のバランスが崩れると、過剰になった胃酸が胃粘膜を刺激する。これが胃痛の主な原因だ。また、胃酸の威力は非常に強いため、ときに自らを傷つけてしまうのである。

胃の粘膜が傷つきただれた状態を「胃びらん」、深くえぐれてしまった状態を「胃潰瘍」といい、これが悪化して粘膜の下の深部まで到達し、ついに胃を貫通してしまったのが、いわゆる「胃に穴があく」状態である。

「なんらかの理由で」と書いたが、胃酸と胃粘液のバランスが崩れる原因は決して特別なものではない。暴飲暴食、アルコール、カフェイン、辛いものや炭酸などの刺激物の摂りすぎ、喫煙など、日常的な刺激で起こりうるのだ。

そして、過度なストレスも原因になる。胃酸や胃粘液の分泌をつかさどっているのは自律神経だからだ。

とはいえ、急性の軽い胃炎程度では、数日消化にいい食事をとって休ませておけば自然に治ることが多い。

## 胃に穴があく原因は「細菌」と「薬」？

慢性胃炎、胃潰瘍の最も多い原因は、実は細菌感染。「ピロリ菌（ヘリコバクター・ピロリ）」と呼ばれる細菌だ。詳しい感染原因はわかっていないものの、衛生環境などが影響するといわれている。感染の多くは幼少期に起こるもので、症状がないまま保菌しつづけている成人も多い。

ピロリ菌に感染していると胃の防御力が弱まるので、そこに暴飲暴食やストレスなどが加わると、胃潰瘍を起こす可能性が高まる。特に、粘膜が萎縮するタイプの胃炎や胃潰瘍の再発をくり返す場合は、感染していることが多いという。感染しているかどうかは検査でわかり、ピロリ菌感染が確認された場合は投薬による除去治療が行われるので、病院で相談しよう。

そして近年、ピロリ菌に次いで多い胃潰瘍の原因は、なんと痛み止めなどの『非ステロイド性抗炎症薬（NSAIDs）』だという。これも胃の粘膜を傷め、防御力を弱める作用があり、ダメージに弱い胃になってしまうのだ。常用には注意が必要である。

胃が弱い人、胃の機能が落ちる中高年以降などは特に、医師や薬剤師と相談しよう。

# ムカムカ、モヤモヤ……胃のもたれ

胃の不調、胃の疲れとなると、「胃のもたれ」を感じる人も多いだろう。食後や食間、朝起きたときなどに起こる、あの重苦しいような不快感……。気分まで重だる～くなってくる。できることならスッキリ爽やか、軽やかな心身で過ごしたいものだが、どうしたら解消できるのだろう。

## 胃もたれは胃のキャパオーバー

胃もたれは、摂取したものに対し胃の溶かす働きが追いつかず、ものが胃に長く留まってしまっているために起こる。大量の来訪者に対し、門番がキャパオーバーになってしまっている状態だ。

主な原因はずばり食べすぎ・飲みすぎ。一度に大量に食べすぎたら、胃が本来もつ機能で処理しきれなくなるのも当然だ。よく噛まずに急いでかきこんだりするのも、咀嚼による消化作業が減っているぶん、胃液で溶かすのに時間がかかり、胃もたれの原因になる。

とはいえ、そんなに暴飲暴食しているつもりもないのによく胃がもたれるとしたら？

まず、胃の溶かす働きが本来より鈍ってしまっている可能性がある。というのも、胃酸の分泌をはじめ、「食べものが入ってきたら、ふくらむ」「食べものを揉み込む」といった胃の働きは、自律神経がコントロールしているからだ。

自律神経が精神的ストレスや生活習慣などで乱れてしまうのは、第1章で説明した通り。これによって、食べものが入ってきても胃が十分にふくらんでくれなくなると、すぐにお腹が張って苦しくなってしまう。また、消化液の分泌や蠕動運動が十分に行われなければ、食べものが腸へと出ていかず長くとどまってしまい、胃もたれが起きる。さらにストレスが加わると、胃のセンサーが敏感となり症状を強く感じてしまうのだ。

## 脂ものがもたれるのは胃のせいじゃない!?

特に気をつけたいのが、脂もの。揚げ物や肉料理など、脂っぽいものを食べたあとに胃が気持ち悪くなってしまった経験はないだろうか? 普段は胃もたれに悩んでいないという方も、脂ものを食べ過ぎたあとには感じることがあるかもしれない。

どうして脂ものはもたれやすいのか。原因は「脂肪の性質」にある。脂肪は、実は胃の消化液では消化できないのである。

胃に送り込まれた脂肪は、そのまま小腸の一部である「十二指腸」に送られる。そして、脂肪を消化するための強力な消化液「膵液・胆汁」で消化され、小腸の各部位で吸収されていく。なお、膵液は膵臓で、胆汁は肝臓で生成されている。

十二指腸に脂肪が入ると、その消化吸収を促進するホルモンが放出される。このホルモンには、同時に胃の働きを抑えてしまう働きがある。消化されにくい脂肪という厄介者が一気に腸に流れ込んでこないように、胃にブレーキをかけるのだ。つまり、胃に対して腸がダメ出しして、ストップモーションをかけているのだ。

## 年を取ると、焼肉やラーメンを楽しめない?

いつのまにか、昔ほど量を食べられなくなった。飲み会や夜遅くの飲食が翌日に響くようになった。焼肉、ラーメン、中華、ステーキ、とんかつなど脂っこいものを食べると胃の具合が悪くなる……。昔は平気だったのに!

そんな症状にお悩みだとしたら、ずばり加齢のせいかもしれない。加齢によってさまざまな身体機能が衰えるのはご存知の通りで、それは胃も例外ではないのだ。

まず、胃の消化液である胃液の分泌量は、年齢とともに減ってくる。また、胃液と食べものを揉み合わせたり、腸へと送り込んでいく運動も、加齢によって弱くなる。

さらに、膵臓や肝臓も加齢に伴い機能が低下するため、脂肪を消化吸収する膵液・胆汁の分泌量も減少する。〝年を取ると脂ものが食べられない〞現象はこうして起こるのだ。

身も蓋もない話ではあるが、加齢には抗えない。ある程度の機能低下はあきらめるよりほかはない。

だが、食べ方を工夫して対処していくことは可能だ。胃もたれを防ぐには、脂ものは特に、一度に大量にがっつくのではなく、適量をよく噛んで味わって食べてほしい。そのほうが、好きな食事を楽しく続けられるはずだ。

## 起き抜けの胃もたれは「寝る前」が課題

朝起きたら、なんだか胃の中が重苦しい。気持ち悪さをこらえながら出勤の支度をして、つらい満員電車を耐えてなんとか出社。当然、朝ごはんなんて食べる気も起きない……。

こうした起き抜け特有の胃もたれがあるとしたら、原因の一つに出勤のストレスがあるかもしれない。仕事や満員電車へのプレッシャーが、自律神経を乱しているパターンだ。「仕事のない休日の朝は特に不快感がない」という場合はより可能性が高くなる。

起床直後はもともと自律神経のバランスが乱れやすいのに加え、「今からストレスに直面する」と自覚した場合、胃腸の働きが不調になりやすい。睡眠時間を確保しつつ、起床時間を早め、時間や気持ちにゆとりを持った行動を実践することが改善策の1つとなる。

一方、「寝る前の食事」に問題がある場合も。胃に入ってきたものが腸に送られるまでには3〜6時間かかるため、食事から十分に時間をあけずに寝てしまうと、朝起きた時点でも消化吸収が終わっていない可能性がある。

また、睡眠中も胃腸をあくせく働かせることで、自律神経にも負担がかかる。それによって、睡眠の質が下がってしまうのも大きな問題だ。第8章で後述するが、睡眠は疲労回復のための最重要ポイント。睡眠の質が悪いと全身を十分に休ませることができず、朝起きるのもつらくなってしまう。

胃腸の負担を減らし、睡眠の質を上げるために、夜遅くの飲食は控えたいところ。どうしても食べたいときは、消化によいものを少量、よく噛んで食べよう。仕事で夕食の時間が遅くなりがちな人は、昼食をメインにして夕食を軽めにするか、夕食の時間を二回に分けるとよい。早めの時間に一度目の夕食をとっておけば、寝る前の二回目の食事を軽くすることができる。

## ジリジリ、ヒリヒリ……胸焼け・胃酸の逆流

みぞおちの上のあたりがジリジリ、ヒリヒリと焼けつく、またはしみるように痛む。酸っぱいものがこみ上げてくるような感じがする。ゲップが出る。胸や喉のあたりに違和感がある。咳き込んだり声枯れがする。これらは、胃酸の逆流によって起きる症状だ。これも昔はなかったのに最近感じるようになった……という方も多いのではないだろうか。

### 「胃のフタ」が緩むと中身が逆流！

胸やけは、胃酸が食道へと逆流し、粘膜を刺激することにより起こる。

食道と胃のつなぎ目（噴門）には、「下部食道括約筋」という筋肉があり、食べものが胃に送られてくるとき以外はキュッと締まっている。胃液や胃の中に入ったものが

逆流しないよう、フタをしてくれているのだ。

しかし、何らかの原因でこのフタの締まりが悪くなったり、腹圧[※7]が上昇したりすると、逆流が起きてしまうことがある。食道には胃のように胃酸から身を守るための粘液がないため、たちまちダメージを受けることに。これがひどくなると、食道の粘膜がただれて「逆流性食道炎」と呼ばれる状態になる。

またゲップは、逆流の際、食べものと一緒に飲み込んだ空気が押し出されることで起こる。胃酸が喉や気管支、口の中を刺激すると、咳、声枯れ、口内炎などを起こすこともある。

このフタが緩む原因としては、まず加齢。フタの部分も筋肉で作られている以上、衰えは免れないのだ。

ただ、若くても油断は禁物！　食べ過ぎやカフェイン・アルコール・炭酸などの刺激物、喫煙・チョコレート・脂肪分の多いものなどは、胃酸を増やしたり、フタを緩めたり、腹圧を上昇させたりするため、逆流を起こしやすくする。

[※7] 腹圧…『腹腔内圧』の略。腹腔はお腹にある内臓を収納する空間で、上部を横隔膜、下部を骨盤底筋、後部を多裂筋郡、横から前を腹横筋という筋肉が覆っている。これらの筋肉が同時に収縮すると腹腔内の圧力は高まる。腹圧が適正であれば、姿勢維持や排泄に役立つ。

## 猫背の人、肥満の人は要注意

実は姿勢や体型も、胃酸の逆流に関係してくる。たっぷり食べたあとに前かがみになると、お腹が苦しくならないだろうか？　前かがみの姿勢でいると腹圧がかかり、胃を圧迫。中の胃酸が押し上げられて逆流につながるのだ。肥満の人も同様で、内臓脂肪がお腹にたまっていると腹圧が高まってしまう。ベルトなど衣服の締め付けや、食後すぐの運動など、物理的な圧力にも注意だ。

姿勢が悪い人、腰が曲がっている高齢者、妊娠中の人、肥満気味の人は、なるべく骨格や姿勢を正すこと、内臓脂肪を減らすことも重要なポイントになる。

姿勢が影響してくるということから想像できると思うが、食後すぐに横になるのも、逆流を招きかねない。そういう意味でも就寝前の飲食はなるべく時間をあけるべきだ。

寝るときは仰向けで、枕やクッションなどを敷いて頭だけでなく上半身全体を持ち上げ、お腹より胸の位置が高い状態をキープするとよい。横向き寝の場合、胃の形状からして右側を下にすると逆流が起こりやすいため、左側を下にするようにしよう。

胃の形には個人差があるため、実際に横になって心地よい角度に微調整するのがおすすめだ。

## 下痢・便秘

続いて、腸について見ていこう。

ポピュラーな問題が、下痢と便秘である。テレビでも下痢止めや便秘薬のＣＭをよく見るが、それだけ私たちにとって身近な悩みなのだ。

### 下痢と便秘の原因は同じ？

正反対に思える下痢と便秘だが、実は原因は同じ「腸の働きの異常」である。ざっくり言うと、便の中の水分量が多すぎると下痢、少なすぎると便秘ということになる。

79ページで説明した通り、胃によってドロドロに溶かされ、水分を多く含む状態になった消化物はまず小腸へ送られる。小腸は大半の栄養素を吸収すると同時に水分も吸収し、残ったものを蠕動運動で大腸に送る。大腸で形成された便は、蠕動運動によって肛門から排泄される。

しかし、この蠕動運動が活発になり、通常より速いスピードで消化物が腸を通過していくと、水分が十分に吸収されないまま便が形成され、排泄されてしまう。これが、水っぽくて柔らかい軟便や下痢便になってしまうのだ。

逆に、蠕動運動が鈍くなり、通常より腸の通過時間が長くなると、しばらく便が出なかったり、水分が吸収されすぎて硬い便になったりしてしまう。

腸の水分調節機能に問題があり、十分に機能しない場合もこういった症状が起こる。考えられる原因は、下痢の場合は食べすぎ・飲みすぎ、アルコールやカフェインなど刺激物のとりすぎ、保存状態の悪い食品や生ものなどによる食あたり、脂肪分や糖分の多い食事による消化不良など。便秘の場合は、食事のバランスが悪く便のカサになる成分が不足している、水分が不足している、運動不足、排便の我慢のしすぎなど。

そして、ストレスや強い緊張状態などの影響も大きい。腸は自律神経で支配され、腸管神経によってより脳と密接な関係にあるため、心の影響を受けやすい臓器なのだ。

## 便が出ていても便秘？

一時的な下痢は、誰しも一度は経験があるだろう。一方、「何日も便が出なくて、お腹が張って痛い……」といった症状は、もしかしたらピンとこない、自分に便秘は関係ない、と思う人もいるかもしれない。

ところが今回、「便が出ない」だけが便秘ではないという衝撃の事実を伺った。あなたはどれくらいの期間、便が出なければ便秘と認識するだろうか。「最低限一日一回、朝に便が出る」のが良いようなイメージがあるが……。金澤先生に確認した。

「必ずしも一日一回出なければ便秘かというと、そうではありません。不快感や別の疾患などを生じていないのであれば、特別に治療する必要はありません。例えば回数が三日にいっぺんでも具合が悪くなければそれは治療する対象ではないし、実際に三日にいっぺんの人が何か悪い病気になるとは言われていないのです」（金澤先生）

なんと、「毎日排便がなくてはいけない」というのは迷信だったのだ！

「ただし、硬い便に関しては、排便の際に力みを伴いますから、循環器や脳血管系の疾患の恐れがある方などは、力む際に血圧が上昇しないよう、便通を柔らかくする治療を受けることはあります。ただしそれは『毎日出しなさい』ということではなくて、あくまで力まないようにして、疾患を防止するという意味です。そういった事情がないのであれば、別に毎日出ていなくても問題はないわけです。

一方、毎日排便があったとしても、お腹が苦しい、張っている、痛みなどの不快感があったり、便の硬さや状態に異常があったりすれば、便秘とみなされることがありますし、生活上困難でしょうから、治療したほうがよいと思いますね」(金澤先生)

なるほど、便は単に「毎日出ていればＯＫ」といった単純な話ではないのだ。頻度だけでなく、便の硬さや状態、色なども含めて確認することが重要なのである。

## 腸の状態チェック――あなたの便は、どれかな？

便にそこまで興味ない……と思われたかもしれない。しかし、今まで述べてきたとおり、腸は脳とも関連しており、私たちのホルモンバランスや睡眠、精神にも影響する、非常に重要な臓器だ。その内臓が正常かどうかを「目で見える形で確認できる」のが、便なのである。この上なく便利なことではないだろうか。

それでは、あなたの便から腸の状態を確認してみよう。理想的なのは、表面が滑らかで塊状になった、いわゆる「バナナ型」の便である。

・数日便が出ない…長期滞在型

腸内の通過時間が長い場合が考えられる。100時間も腸内に滞在している場合もある。4～5日は体内にいる計算だ。さすがにこれだと長すぎるので確実に便秘といえる。

・小さな便しか出ない…コロコロ型

ウサギの糞のように黒くて小さくて丸っこく、コロコロしている。一番水分が足りていない、硬い便。そのぶん排出に時間がかかり、いきみが必要。便の茶色は消化液の中の「胆汁酸」の色であり、腸内の滞在時間が長いほど水分が吸収されるため胆汁酸の割合が濃くなり、黒い便になる。

・ちょっとダマになっている…ボコボコ型

コロコロ型の合体版。ある程度塊にはなっているものの、ちょっとボコボコした形。この場合も水分が足りない硬い便である。

・完璧なバナナ便まであと一歩！…お芋型

バナナ便とは言えないけれども、ある程度形は問題ないのが、お芋型の便。表面にひびが入っている。一見問題はないが、やや硬く、理想のバナナ便まではもう一歩なので、ぜひベスト腸内環境を目指してほしい。

・理想的な便はやっぱり…バナナ型！
表面が滑らかで、バナナ型の便。痛みや違和感を伴わずにするっと出る。

・塊で出ないのはなぜ？…断片型
バナナ型からもう一つ柔らかい形。水分が多いためひと塊になることができず、ぬるっと断片的に出てくる便である。腸内の滞在時間が短く十分に水分を吸収できていないので、胆汁酸の割合も薄くなり、色も薄くなる。

・形も気持ちもすっきりしない…泥状型
ドロッとした泥のような便。液状型まではいかないが、水分多めのユルい便。

・形なんて見えない…液状型
ほとんど液状、明らかに水分が多い便。腸内の滞在時間が短く、水分が吸収されていないとともに、胆汁酸にも十分に触れていないので、色も薄まる。

## あなたの便は、どれかな？

腸内の滞在時間が長い

・色が濃い
・硬い
・水分が少ない

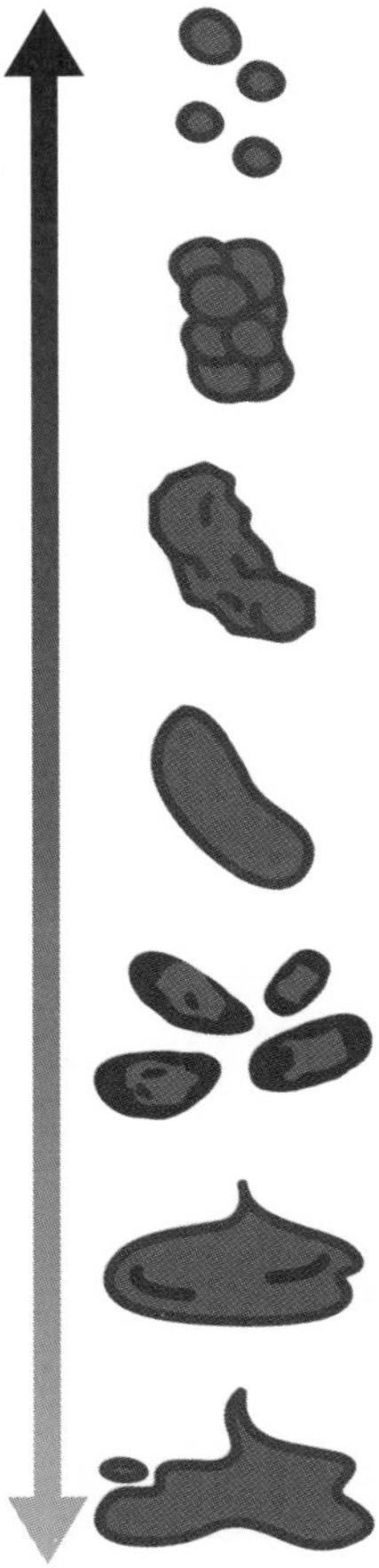

・**小さな便しか出ない**
**…コロコロ型**
ウサギの糞のようにコロコロしている。硬くて黒い。

・**ちょっとダマになっている**
**…ボコボコ型**
コロコロ型の合体版。ボコボコした塊。

・**完璧なバナナ便まであと一歩！**
**…お芋型**
ある程度形は問題ないが、表面にひびが入っていてやや硬い。

・**理想的な便はやっぱり**
**…バナナ型！**
表面が滑らかで、バナナのような形。するっと出る。

・**塊で出ないのはなぜ？**
**…断片型**
柔らかく、ぬるっと断片的に出てくる。色も薄め。

・**形も気持ちもすっきりしない**
**…泥状型**
液状まではいかないが、ドロッとした泥のような便。

・**形なんて見えない**
**…液状型**
ほとんど液状、ビシャビシャの便。

・色が薄い
・柔らかい
・水分が多い

腸内の滞在時間が短い

## 便の異常は体の緊急サイン!?

お伝えした型以外に、便が発する「緊急ＳＯＳサイン」をお伝えしておこう。次の3種類に該当すると思われる場合は、すぐに医療機関に向かってほしい。

### ●灰白色便

灰色・白色がかっている便。色がついていないということは胆汁酸に触れていないサイン。十二指腸、膵臓、胆管のガンが胆汁の出口をふさぎ、胆汁が流れていない可能性がある。ウイルス感染の場合も。

### ●黒色便

黒いタールのような便。胃潰瘍や十二指腸潰瘍などで出血している可能性がある。一方、貧血などの治療のため鉄剤を服用している場合も便が黒くなる。

●赤色便
赤い血が混ざった便。便を形成する大腸で出血している可能性がある。肛門から出血している痔や、食中毒の場合も。

このほか、激しい腹痛や下痢がある、症状がなかなかおさまらない、嘔吐や発熱を伴う、ダイエットなどしていないのに体重が減るなどの場合も、重大な病気の可能性がある。単なるお腹の不調と侮らず、医師への相談を。

## 男性は下痢、女性は便秘に悩む人が多いのはなぜ？

ところで、ここでひとつ気になっていたことがある。
あくまで経験則だが、男性は下痢、女性は便秘に悩む人が多いように感じるのだ。
これは一体なぜだろうか。金澤先生に聞いてみた。

「ご存知のように、女性には『卵胞期・排卵期・黄体期』からなる月経周期が確立されています。黄体期に卵巣から分泌される『プロゲステロン』は、受精卵の着床・妊娠の継続に重要なホルモンですが、体内に水分を溜め込む作用もあるため、腸管内に水分が少なくなります。結果、卵胞期よりも黄体期の方が、腸の内容物の通過時間が長くなることがわかっています。

また、女性は骨盤が広がっていて大腸が落ち込み屈曲しやすい形状になっていること、腹筋力が弱くいきむ力が弱いこと、女性特有の子宮内膜症や、帝王切開術を受けた方は腸管の癒着などの影響のため、腸の動きが悪くなることがあります。

さらには、食事を抜く、便のカサとなる『食物繊維』を含む食品の摂取が不足している、あるいは運動が不足ぎみになっている方が女性で多い傾向があり、これらの問題は便秘症状をもたらしやすくなります」（金澤先生）

なるほど、女性に便秘が多いのは、女性特有のホルモンや体つきによる影響が大きいのか。ダイエットによる食事バランスの崩れなどにも気をつけたい。

「なお、過敏性腸症候群では、疫学的に女性に便秘型が多く、男性に下痢型が多いことが確認されています。

しかし、男性が下痢をしやすい原因はまだ十分にわかっていません。たしかに、女性が便秘になりやすい性質であることと比べると、男性は便秘になりにくいかもしれません。また男性が下痢をしやすい理由として、ストレスの感じ方や、アルコールや辛いものなど下痢をもたらしやすい食事の嗜好などが影響している可能性を否定できませんが、さらなる研究が必要です」（金澤先生）

一方で、男性が下痢をしやすい原因は十分にわかっていないという。

そして更に興味深い事実もうかがえた。

「脳の神経活動を『機能的ＭＲＩ』という特別な検査方法で調べてみると、興味深いことに、男性と女性では『内臓の痛みやストレスに対する脳内の活動部位』が異なっていることが確認されています。しかし、この脳内の反応性の違いが便通の変化に関連しているかどうかについては、まだわかっていません」（金澤先生）

なんと、男性と女性では内臓の痛みやストレスに対する脳の反応が異なっている⁉

これはもしかしたら、「女性は便秘、男性は下痢が多い説」に関係してくる可能性……もあるかもしれないが、まだまだ未知の領域である。我々にできることとしては、普段から便の状態をチェックし、便秘でも下痢でもない理想的な「バナナ便」を目指して生活を整えていくこと、これに尽きる。

## 苦痛が苦痛を呼ぶ『機能的な異常』

近年、原因がわからず、検査しても特に異常はないにもかかわらず、胃腸に不調が出る症状が増えているという。

そう、序章で解説した『機能的な異常』である。

胃腸においてはこの『機能的な異常』に悩む人が特に多く、慢性的に起こって日常生活に支障をきたす場合は、『機能性消化管疾患』と診断される。このうち、胃の症状は『機能性ディスペプシア[※8]』、腸の症状は『過敏性腸症候群（ＩＢＳ）』という

[※8] ディスペプシア…ギリシャ語で「dys(悪い)」「peptein(消化)」を意味する。

診断になることが多い。

『機能的な異常』は、臓器をコントロールする自律神経が乱れることで、臓器の運動機能が変化したり、知覚機能が過敏になったりすることが主な原因となる。

散々お伝えしてきたとおり、自律神経は精神的ストレスや、生活習慣の乱れによる身体的ストレスで乱れてしまう。胃腸の慢性的な不調に伴って、不安感、憂うつな気分、頭痛、疲れやすさなどの症状が出てくることもある。

病院で『機能性消化管疾患』と診断される場合、個々の症状に合わせて、胃の運動を促進する薬や胃酸を抑える薬、腸内環境（腸内フローラ）を整える薬、下痢止めや便秘薬などの処方をはじめ、生活習慣を整え、ストレスを溜めないための心理療法や生活指導などが行われている。悩んでいる方は一度相談してみてほしい。

なお、こうした場合、「症状への不安が不安を呼び、自律神経を乱し、更に症状を悪化させる」という悪循環パターンもありえるという。

「これを食べて、また胃もたれが起きたらどうしよう」

そう心配しながら食事を始めたら、食べる気がしなくなってしまった。逆に、

「初対面の相手と会うの、緊張するなあ。なんだかお腹が痛くなってきた気が……」
そう思っていたのに、いざ対面したら話が盛り上がり、痛みを感じる暇もなかった。
そんな経験はないだろうか？

辛い症状があれば心配になるのは当然のこと。だが、過剰に気にしすぎると、それ自体がまたストレスになってしまわないだろうか。あまり症状に意識を寄せすぎず、なるべく他のこと、それもできれば楽しいことや心地よいこと、集中できることに意識を向けていくのも大切だ。実際、そうしている間にいつのまにか症状が気にならなくなっていた、という人も多いのだという。

もちろん、こうした症状は「気のせい」などではない。だが、かといって気にしすぎる必要もないということ。医師の手を借りながら、焦らず、ゆったりした気持ちで毎日を過ごしていこう。

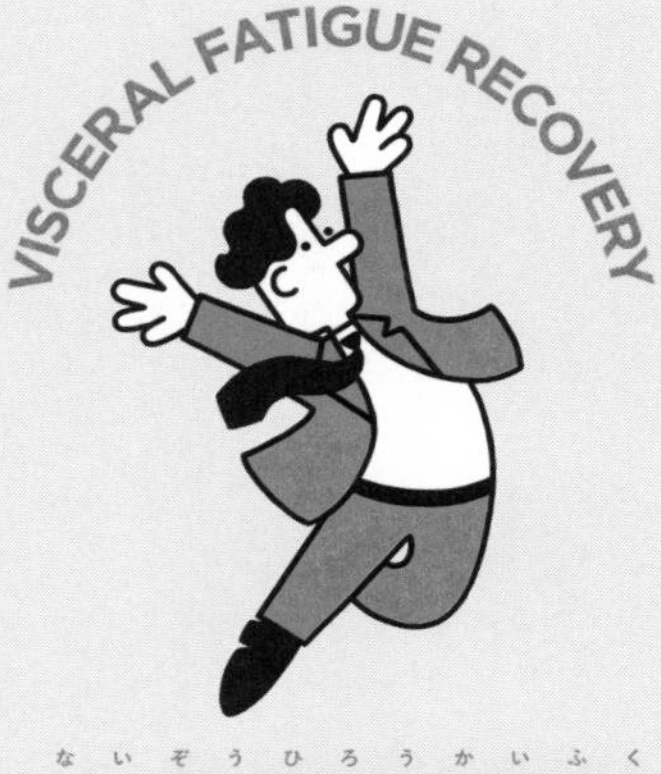


内《ない》臓《ぞう》疲《ひ》労《ろう》回《かい》復《ふく》

# 第 4 章

# 胃腸疲労対策

# 胃腸疲労の対策❶

## これだけはおさえたい3つの食べ方

これまで、日常生活で起こりやすいさまざまな症状を見てきたが、すべてに共通して、胃腸を整えるために役立ちそうな対策がわかってきた。まとめて見ていこう。

まず食事について。食事は、胃腸と切っても切れない関係にあることは言うまでもない。

とはいえ、習慣として染みついている食生活をいきなり変えるのは至難の業……。食べるべきものや避けるべきものなどいろいろあるが、まずは何を食べるにしても共通するポイントが3つある。最低限、この3つの食べ方だけは意識しておきたい。

## 【ポイント①】胃腸のリズムに乗る

まずは、食事の時間である。金澤先生いわく、胃腸の働きには「リズム」があるという。

「胃腸の働きの1つとして、蠕動運動を含む消化管運動があります。胃腸の収縮運動は自律神経系の支配を受けています。十二指腸を含む小腸では、規則正しい食事と食事の間の空腹期に、一連の規則的な収縮パターンを認めます。これらの収縮運動は、消化をサポートする生理現象であると考えられています。そのため、毎日同じタイミングで、規則正しく、適切な量の食事を摂ることが大切なのです。

逆に、不規則な食事はこのような収縮運動を十分利用できず、消化不良となり、胃腸の症状が生じやすくなるので注意が必要です」（金澤先生）

人間の体には「サーカディアンリズム」[※1]、いわゆる「体内時計」があるといわれ

[※1] サーカディアンリズム（circadian rhythm）…「おおむね」を意味する「circa」、「日」を意味する「dies」から名付けられている。「おおむね1日のリズム」という意味である。

ている。

私たちの体は、1日24時間の中で、一定のタイミングになると自動的に目が覚め、お腹が空き、眠くなるようにできている。体温や血圧、ホルモンの分泌など、体内のあらゆる生理現象が約24時間周期で変動しているためだ。そのように体を規則正しく動かしているのが、体内に仕込まれているサーカディアンリズムなのだ（とはいっても、本来人間がもつ周期は25時間といわれていて、毎日微妙にずれが生じている）。

多くの内臓はこのサーカディアンリズムに従って動いている。

健康な人では、大腸の大きな収縮運動は毎日数回のみ、特に食後に起こることによって、排ガスや便意をもたらしやすくなるという。したがって、食事や排便習慣が不規則であると消化のリズムが崩れ、胃腸の症状はもちろん、自律神経系の不調を介してさまざまな体の誤作動の原因にもなりうるのだ。

ポイントは、毎日できるだけ一定の時間に食事すること。

自分が生まれ持つ〝胃腸のリズム〟に乗っていくのだ。

## 【ポイント②】咀嚼なくして消化なし

食べたものが消化されるのは、胃液が溶かしてくれるからだ。その分泌をサポートするために我々にできることが、「よく噛む」こと。細かく噛みくだかれたものは、胃での消化活動の負担を減らしてくれる。

人は意外なほど「よく噛む」ができていない。一度、自分がどれだけ食事に時間を費やしているか確認してみてほしい。できれば一人で昼食をとっているときがよい。おそらく、5〜10分もあれば食べ終わってしまうのではないだろうか。この際、自分で「噛んでいるかどうか」を観察してみるとわかると思うが、ほとんど噛まずに飲み込んでいる場合がしばしばある。

まずは、自分がどれほど噛めていないか実感することをおすすめする。そして、一口につき3回でも5回でもよいので、咀嚼の回数を意識的に増やしていこう。

## 【ポイント③】腹八分目が最良の薬

どのような不調の原因でも一番に「暴飲暴食」が挙げられてきたように、胃腸を乱さないための一番の対策は、食べすぎない・飲みすぎないこと。胃の受け入れ能力を超えた飲食を防ぐことである。

とはいえ、食事ほど瞬時に私たちに幸福を与えてくれるものはない。ストレス解消は食べること、である方も少なくないだろう。私自身、ダイエット指導の経歴をもちながら、長年食べすぎに悩んできた大食漢なのだが……ある対処法に行き着いたので、お伝えしたい。

食べすぎを防ぐ最大のポイントは、「満足感を高めること」、これに尽きる。

食べすぎてしまう人の多くは、満足感ではなく「満腹感」を求めている。満腹は私たちにとって快感である。食べものでどっしりとお腹が満たされたときの、あの幸福感。

とはいっても、年齢を重ねると、この満腹感に消化液も蠕動運動も追いつかなくなってしまう。満腹を目的とするより「腹八分目でも満足できる」ようになったほうが、長く食事の幸福を楽しめる。

私が編み出した満足感を高めるポイントは、「舌先」と「胃」に感覚を集中させること。

①食べものを「舌先」に当て、素材の味、香り、感触などを舌で観察するようにゆっくりと味わう。
②咀嚼し、飲み込む。食べものが「胃」に入ってくる感覚に意識を向ける。

この2ステップを続けていくと、だんだん「味わう」とはどういうことか、実感できるようになるはずだ。

1回1回の食事をただ「お腹にものを入れる」行為ではなく、「味わう」行為として楽しんでみてほしい。

# 胃腸疲労の対策❷

## 腸内環境を整える食事法

### 腸は、1000兆の花が咲き乱れるお花畑

続いて取り上げたいのが、腸内環境を整える食事だ。

腸内環境を整えるには、腸内細菌と仲良くなることが欠かせない。80ページで解説した通り、私たちの腸には細菌が住んでいる。腸壁にびっしりと生息する彼らは日々勢力争いをしながら、複雑な生態系バランスを維持している。そのさまは、まるで多様な植物が群生する「お花畑（フローラ）」に見えることから、「腸内フローラ」と呼ばれる。お花たちは少なくとも1800属、4万種、100～1000兆個も存在し、

総量でいうと1～2キロにもなるというのだから驚きだ。

## 善玉、悪玉って何？

腸内細菌は、私たちが食べたもののカスや分泌物などをエサに、さまざまな働きをする。この働きが「人体にどのような影響を及ぼすか」によって、3つに分類して考えられている。

①善玉菌
よい影響を及ぼす。ビタミンB群、乳酸、酪酸、酢酸、プロピオン酸などを産生。

②悪玉菌
悪い影響を及ぼす。アンモニア、硫化水素、アミン、二次胆汁酸などを産

生。[※2]

### ③日和見菌

善玉・悪玉のより多い方と同じ働きをする。優勢な方に傾く性質を持っている、世渡り上手な菌である。

理想のバランスは善玉菌2割、悪玉菌1割、日和見菌7割であり、この場合は善玉菌が優勢なので、中性の日和見菌は善玉菌に傾く。これで腸内環境がよい状態で保たれるのだ。

このバランスが崩れると腸内環境が乱れて、体調の悪化につながる。具体的には、お腹の張り、下痢や便秘、肌荒れ、体重の増加などが考えられる。また腸内細菌とその代謝物が、脳腸相関の働きに大きな役割を果たすこともわかっている。

[※2] 善玉・悪玉…「善人・悪人」を指す。江戸時代の草双紙などの挿絵で、◯の中に「善」の字を書いた顔で善人、「悪」と書いた顔で悪人を表したのに由来するという。また善玉菌や悪玉菌は俗語であり、必ずしもよい働き・悪い働きをするとは限らない。今後の研究次第で、分類のされ方が変わってくる可能性もある。

## 腸内細菌を手なずけるシンプルな方法

そんな腸内細菌だが、一体どのように手なずけていけばよいだろうか。

金澤先生に聞いた。

「腸内細菌は、消化を含め健康に大きく寄与していることがわかってきました。腸内環境を整えるために、あるいは良好な便通を保つために、『食物繊維』を摂取することが望ましいです。食物繊維は野菜に多く含まれています。

ただし、食物繊維には『水溶性食物繊維』と『不溶性食物繊維』があり、水に溶けにくい後者ではお腹が膨れやすくなる可能性があり、人によっては摂り過ぎに注意する必要があります。

また『発酵食品』はプロバイオティクス[※3]とも呼ぶことがあり、いわゆる善玉菌を腸内で増やすことが期待できますので推奨できます。

乳糖不耐症、果糖不耐症、あるいは特定の食品アレルギーがある方は、その食品の摂取を避けることが胃腸の調子を保つうえで有用でしょう」(金澤先生)

[※3] プロバイオティクス…人体によい影響を及ぼす微生物(善玉菌)。また、それらを含む食品・製品のこと。「共に」を意味する「pro」と「生きる」を意味する「biosis」から名付けられた。

単純である。腸内細菌にエサをやればよい。中でも善玉菌の大好物『食物繊維』を与えてやるのだ。すると善玉菌が喜んで活発に動き、体によい影響の代謝物を生成し、腸内環境が改善されていくというわけだ。また、『発酵食品』など、そもそも善玉菌を含む食品もあるので、それを腸に入れていくことで増殖を期待することもできる。腸内細菌を手なずけるには、彼らが喜ぶものをあげる。とてもシンプルな話なのだ。

健康な腸には、種類も数も多数の腸内細菌が存在[※4]し、花畑のような生態系バランスを保っている。このバランスは人それぞれ異なるものだが、特定の菌の種類や数が極端に減少したり、増加したりして、本来のバランスが崩れてしまうと、消化器系の疾患や免疫疾患、肥満、糖尿病、メタボリックシンドロームなどの症状にかかわることがわかってきた。

腸内細菌の種類は赤ちゃんの頃に決まってしまうので、大人になって増やすのは難しいが、その多様性を失わないように努める必要がある。

腸内細菌のバリエーションを保つためにも、多様な種類のエサをバランスよく与えていこう。

腸内細菌にとって特によい3つの食べものを紹介する。

[※4] 腸内細菌の種類…いまだ特定されていない種類や、どのような役割を果たすのか判明していない種類も多く存在する。まだまだ未知の分野なのだ。

## 【ポイント①】肥満予防にもなる…食物繊維！

食物繊維は、簡単に言うと、「栄養として吸収されない栄養素」[※5]だ。「吸収されないのに栄養素？」――ここが食物繊維の面白いところ。もともと、食物繊維は体を構成する栄養素（タンパク質や糖質、ビタミン群など）ではないため、食べもののカスのような不要な存在として考えられていた。例えばリンゴの皮や、ごぼうの筋のようなものなど。食感としてもあまり良くないため、調理の際には取り除かれる傾向が強かった。

玄米と白米を想像していただくとわかりやすいだろう。白米は玄米から糠と胚芽を取り除くことで、柔らかく食べやすくしている。この取り除かれた部分にこそ、食物繊維が豊富に含まれている[※6]。

しかし、食物繊維は吸収こそされないが、不要なカスなどではなく、さまざまな役割を果たすことがわかっている。

まず、食物繊維は腸内細菌の善玉菌のエサになってくれる。

さらに、食物繊維には水に溶けない『不溶性食物繊維』と水に溶ける『水溶性食物

[※5] 食物繊維…「人の消化酵素で消化されない食物中の難消化性成分の総体」と定義される。
[※6] 玄米の食物繊維…白米の約6倍。

繊維』があるが、不溶性は便のカサになり、便通をよくする。

一方、水溶性は水に溶けるとゼリー状になり、消化物の吸収をゆるやかにする。このため、食事の最初に食物繊維をとると、血糖値の急上昇をおさえられる。また、コレステロールを吸着し、排出を助ける効果もある。肥満予防にも効果的なのだ。

・不溶性食物繊維
穀類、野菜類、豆類、キノコ類などに多く含まれる。よく噛まないと食べられないものが多い。

玄米、ライ麦、ゴボウ、ブロッコリーなど。

・水溶性食物繊維
海藻類、芋類などに多く含まれる。ネバネバ、ぬるぬるしたものが多い。

オクラや納豆、わかめ、山芋など。

・1日の摂取量目安

成人女性…18g以上、成人男性…20g以上（70歳以上女性…17g以上、男性…19g以上）

厚生労働省「日本人の食事摂取基準（2015年版）の概要」より

不溶性と水溶性の理想的なバランスは2：1であるが、現代の食生活では水溶性の方が不足しやすいとされ、また不溶性はお腹が膨れやすくなる可能性もある。比率を気にするよりは、いろいろな食品からバリエーション豊かに摂取するようにしたい。

今はコンビニでもサラダのバリエーションが多く手軽に野菜を摂取できる。ぜひ意識して摂取していってほしい。

## 【ポイント②】善玉菌の大好物…オリゴ糖！

オリゴ糖は糖質の一種。胃酸で溶かされず、小腸でもほとんど吸収されず、大腸まで届く「難消化性」のオリゴ糖は食物繊維の仲間でもあり、腸内細菌のエサとなってくれる。中でも「フラクトオリゴ糖」や「ガラクトオリゴ糖」は、他の食物繊維より乳酸菌やビフィズス菌の量を増やす作用が高い[※7]。つまり、善玉菌の大好物なのだ！

・フラクトオリゴ糖
タマネギ、ニンニク、バナナ、ゴボウ、トマトなどに多く含まれる。市販の飲料やシロップなどにも配合されているものがある。

・ガラクトオリゴ糖
天然成分では母乳にのみ含まれるが、市販の飲料やシロップなどに配合されているものがある。

[※7] 参照…Daniel So et al.(2018)Dietary fiber intervention on gut microbiota composition in healthy adults: a systematic review and meta-analysis

・1日の摂取量目安
1〜8gまで
摂取しすぎるとお腹がゆるくなるので注意。

オリゴ糖はほとんど吸収されないため、食後も血糖値が急上昇しないほか、砂糖のような甘みがあるがカロリーも低いので、ダイエットにもお勧めだ。シロップ状のものであれば飲み物に混ぜたり、料理に使ったりなど活用しやすい。ただし、お腹をこわしやすい人ではむしろ摂取を控えた方がいいだろう。

## 【ポイント③】ちょい足しに最適…発酵食品！

発酵食品はそもそも善玉菌を含む食品なので、善玉菌を腸内で増やすことに有用とされる。腸内を弱酸性にして悪玉菌が増えるのを防いだり、腸の蠕動運動を活性化させる働きもある。

発酵食品は食べものにより含まれる菌が違う。例えば、ヨーグルトは種類によってビフィズス菌やブルガリア菌、サーモフィラス菌をはじめとする乳酸菌など、味噌は麹菌や酵母菌など、納豆には納豆菌が含まれる。自分の体に合わないものを選ぶと逆に腸内環境を乱す原因にもなるので、いろいろな種類を試してみて、自分に合ったものを探し当てることが必要だ。

・**発酵食品**

納豆、ぬか漬け、キムチ、ヨーグルト、鰹節、甘酒、チーズ、ワイン、ピクルス、塩麹など

・**1日の摂取量目安**

今のところ明確な目安はないが、他に含まれる成分の過剰摂取や栄養バランスの乱れを防ぐよう、食品ごとの基準摂取量以内におさめたい（例えばキ

ムチなら塩分のとりすぎに注意)。

バリエーション豊かにするためにも、毎日、数種類の発酵食品を少量ずつとるのがよい。定食にプラスするお味噌汁や漬物、おつまみになるチーズやピクルスなど、「ちょい足し」しやすいものが多いので、毎食プラス1品から始めてみてはいかがだろうか。

なお、金澤先生の言葉にもあったように、乳糖不耐症、果糖不耐症、あるいは特定の食品アレルギーがある方はその食品は避けて食事をすることが重要である。どの食品も、自分の体に合うか合わないかを見定めながら、全体のバランスに気をつけてチョイスしてほしい。「これだけ食べておけば大丈夫！」というわけにはいかないのだ、どうしても。

# 胃腸疲労の対策❸

## 医師が教える休み方のヒント

胃腸を整えるための対策として食事法について見てきたが、もうひとつ気になるのがストレスだ。胃腸は脳や心との関わりも深く、メンタルの影響を受けやすいことは繰り返しお伝えしてきた。

とはいえ、「健康のために、ストレスを溜めないようにしましょう」「解消しましょう」とはよく聞く話だが……ストレス対策として、医学的に効果のあるアプローチはあるのだろうか。

「やはり、『休養』が一番の解決方法です。自分のストレスの原因になるものから離れてリラックス（緊張を緩和）することが重要です。

とはいえ、仕事が一番のストレスで辞めるわけにもいかない、ストレスがかかる場面から離れられない、という場合は、自分の仕事スタイルを見直したりすることも必要です。今は働き方改革も叫ばれていますから、自分の勤務時間や働き方を見直して、ストレスがかかりすぎないように調整していく工夫が重要なのです。

また、休みの日には、何か自分が楽しめるものを選択して過ごしましょう。それがストレスの解消につながります。趣味やスポーツなど、自分が楽しめることは人それぞれですので、自分に合った楽しみ方を探して、休息時間をしっかりとってください」（金澤先生）

ズバリ、休むこと。明快なご回答をいただいた。休養……改めて医師の方に断言していただくと、身に染みるものがある。

休むことが大事。知識としては当然わかっていても、私たちは本当にきちんと「休む」ということができているだろうか。心身を休め、自分が楽しめることに打ち込む時間をしっかりとれているだろうか。最後に休んだのは、楽しんだのはいつだろうか。

日々忙しい私たちは、休むことが苦手のように思う。常に何かに追われて、あれをしなきゃこれをしなきゃ、あの人とどうやったらうまくいくか、例の案件はどうしたらいいか、常にそんなことに追われてしまっている。「何もしない」ということすら、うまくできない。

そんな私たちに向けて、「休み方のヒント」をいただいた。

「なかなか休むということが苦手、最初は力が入ってしまうという方には、『自律訓練法』という方法があります。

これは体の筋肉や緊張を緩和していくもので、自己暗示に近い手法です。機能性消化管疾患の治療でも、忙しくて休めない、薬物療法に抵抗がある、もしくは薬物療法と並行して行える治療がないか、という患者さんにお勧めしています。

きちんと休息を自分でとれる方は、自分なりの方法を続けていただければよいのですが、それが難しい場合や、どうしても不安になったり、物事を悪い方に考えてしまうような方に向けて、休み方のヒントとしてお伝えしています。

呼吸を整えたり、筋肉の力を抜いたりして、時間をかけて心身の悪い緊張を取っていきます。そうすることで、交感神経の緊張が和らいでくるということが医学的にわ

かっています」（金澤先生）

## 医学界でも使われるストレス対策・自律訓練法

それでは、『自律訓練法』[※8]の取り組み方を見ていこう。

概要としては、ゆったりと楽な姿勢でくつろぎながら、体の感覚にフォーカスを当てていくというものだ。私は普段、心身の疲労を回復させるマインドフルネスの一種として、「ボディスキャン」という体に意識を集中させていく瞑想法を教えているが、それと非常に似たところがある。

自律訓練法はステップが明快で、時間もかからず、特別な道具なども必要ないので、取り組みやすい方法だ。今回は特に重要な2つのステップに絞った、より簡易なバージョンをお伝えする。

[※8] 自律訓練法…参考：筒井末春著『心身症を診る』ライフ・サイエンス、1985年/中川哲也編集『心身症』南江堂、1982年
心身に疾患のある方は医師と相談の上で行う。実施中に強い不快感があれば中断すること。

## 【はじめに】姿勢と落ち着き

始める前に、姿勢を整えよう。気合を入れすぎず、ゆったりとくつろげる姿勢をとっていく。

・パターン1

椅子に深く座り、重心を安定させ、両手を軽く太ももの上に置く。頭のてっぺんから吊られているようなイメージで、背中を自然に真っ直ぐ伸ばす。

※足の裏はできるだけ床にぺったりとつけておく。

※腰や背中、肩などの力が抜けている感覚を大切に。

・パターン2

仰向けに寝転がり、両手両足を軽く開く。

※背中はできるだけ床にぺったりとつけておく。
※全身の力が抜けている感覚を大切に。

腰を反る姿勢だと背中が余分に緊張してしまう。どちらの姿勢でも腰を反りすぎないようにして、リラックスできる姿勢を探そう。

姿勢ができたら、今度は気持ちを落ち着けていく。難しいことはなく、ただゆったりと深呼吸をして心を鎮めるだけだが、忙しく考えごとをしてしまう頭には、ちょっと時間がかかるかもしれない。焦らず、心地よさを大切にして行おう。

ゆったりした姿勢で深呼吸をする。
無理に呼吸をしようと思わずに、息をゆったり吐いていく。
軽く目を閉じ、「気持ちが落ち着いている」と心の中で数回唱える。

ポイントは、「気持ちを落ち着けよう」「気持ちが落ち着く」などと能動的・未来形で唱えるのではなく、「落ち着いている」と受動的・現在進行系で唱えること。無理に落ち着かせようとするのではなく、心身のありのままの状態を感じ取り、自然に落ち着いてくるのをただ待つこと。このような態度を「受動的集中」と言い、自律訓練法において最も大切なポイントとなる。

## 【ステップ1】重さを感じる

十分に気持ちが落ち着いてきたら、具体的なステップに入ろう。

「手足の筋肉がゆるんで、重たい感覚」を感じとることがステップ1だ。

・四肢の重感：キーワード「両手両足が重たい」

まず、より感覚をつかみやすい利き手の感覚を感じていく。キーワード「右（左）手が重たい」を心の中で唱えながら、利き手の重たさを感じ取っていく。続いて反対の手、両足も行っていく。

ポイントはやはり受動的集中。「重たくする」のではなく、「ただ重たさを感じる、受け入れる」態度が大切だ。

## 【ステップ2】温かさを感じる

手足の重たさを感じたまま、ステップ2へ。両手両足が「温かい」ことを感じとる。

・四肢の温感：キーワード「両手両足が温かい」

ステップ1と同様、キーワード「右（左）手が温かい」と唱えながら、利き手の温かさを感じ取る。反対の手、両足も行う。

体温は常にあるもので、そこに意識を向ければきちんと感じ取れるもの。自然にある温かさをそのまま感じ取っていこう。

## 【おわりに】まどろんだ感覚をリセット

ここまでのステップで心身は深くリラックスしている。私はこれを「まどろむ」と表現していて、とても心地よい感覚だ。ただ、このまま日常に戻ろうとすると、だるさやふらつきなど支障が出る場合があるので、感覚をリセットさせよう。

まずは目を閉じたまま4〜5回、両手をグーパーと開いたり閉じたりする。次に4〜5回、両肘を曲げたり伸ばしたりする。最後に背伸びをしながら深呼吸をし、目を開ける。

以上で終了だ。ただ「心身をリラックスさせて休んでください」と言われても難しいかもしれないが、この方法であれば手順が明確に決まっているので取り組みやすい。実際にやってみると、心地よいまどろみとリラックス感を感じられるはずだ。

というのも、この方法は自律神経に働きかけ、実際に両手両足の筋肉が弛緩して重たさが、血管が拡張して温かさが増した状態になっている。自分の心身をリラックス状態にするための訓練なのだ。

1回にかける時間は決まっていないが、目安として、1回につき、3～5分程度かけて行ってみよう。できれば1日3回程度、日々の習慣として継続的に行っていけるのが理想的だが、最初は無理をせず、ちょっと疲れたな、リラックスしたいな、と感じたときに行ってみてほしい。

自律訓練法をより安全に、効果的に進めていきたい人は、専門の医師や指導士に相談すると、より本格的な指導を受けられる。

[第3・4章]参考…中田浩二(他)著『長引く胃痛・胃もたれ・吐きけの正体[胃の機能性ディスペプシア]専門医直伝の最新最強自力克服大全』わかさ出版、2020年

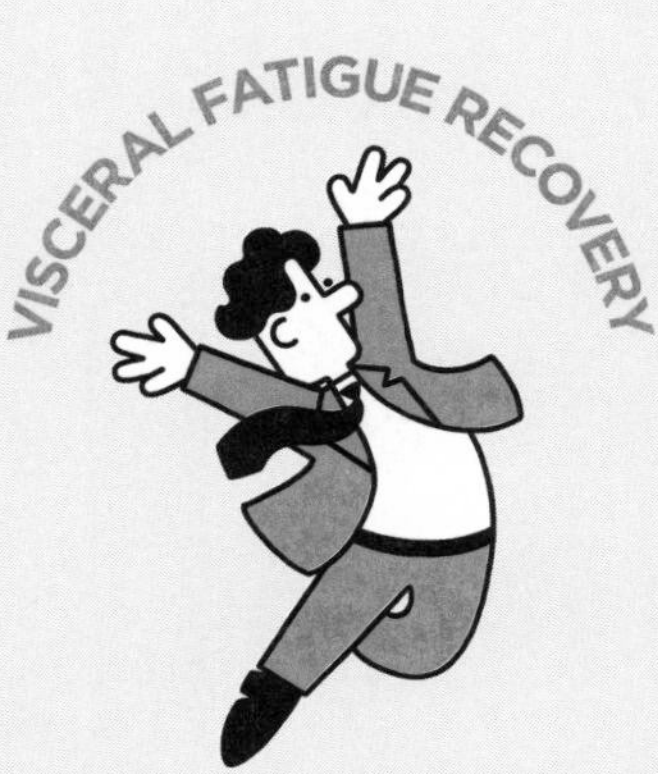


内《ない》臓《ぞう》疲《ひ》労《ろう》回《かい》復《ふく》

# 第 5 章

# 肝臓と疲労
## ――沈黙ゆえに怖い内臓

# 肝臓疲労チェック表

**飲酒チェック**

- ✓ 週に 5 日以上飲酒する
- ✓ 二日酔いになるまでお酒を飲むことがある
- ✓ すきっ腹にお酒を流し込むのが好きだ
- ✓ 自分に適したお酒の度数と量を把握していない
- ✓ 飲むときにつまみ、特に野菜をあまり食べない

**脂肪チェック**

- ✓ お腹まわりに脂肪がつきやすい
- ✓ 脂もの（肉・揚げもの・スナック等）が好き
- ✓ 糖質（米・パン・麺類や甘いもの等）が好き
- ✓ 食事はまっさきに糖質から食べる
- ✓ 運動習慣やアクティブな趣味がない

**当てはまるものが多いほど、**
**肝臓が疲れているかもしれません**

肝臓、と聞くと多くの人が、アルコールを飲んできた記憶が思い出され、ギクッとするのではないだろうか。

自分は酒豪だと自信のある人でも、「私の肝臓は大丈夫です！」と自信を持って言える人はなかなかいない。

「休肝日」などの言葉があるように、肝臓は〝負担に弱く、定期的に休ませてあげなければいけない臓器〟のような気がする。

また肝臓はアルコールの代謝だけではなく、非常にさまざまな機能を果たしているらしい。「肝臓が悪いと疲れやすくなる」「お酒を飲まない人でも肝臓にダメージが蓄積される」などの噂を聞いたことがある人もいるかもしれない。

身近なようで意外によく知られていない臓器、肝臓。今回の取材で、驚くべき事実を多数知った。

# 肝臓の役割

## 肝臓は「沈黙のマルチタスカー」

肝臓は人体で最も大きな臓器である。彼(?)のマルチタスクぶりは素晴らしい。全く違う役割を3つも担っているのだ。

- 代謝：体のエネルギーや必要な物質を作る(胃腸で消化吸収された栄養素を分解・再合成して、エネルギーとして使える形に変換する、体にとって必要な物質を合成する)
- 解毒：有害物質を解毒する(アルコールやニコチンなどを分解する)
- 胆汁の生成：脂肪の消化液「胆汁」を作る

## 肝臓の役割

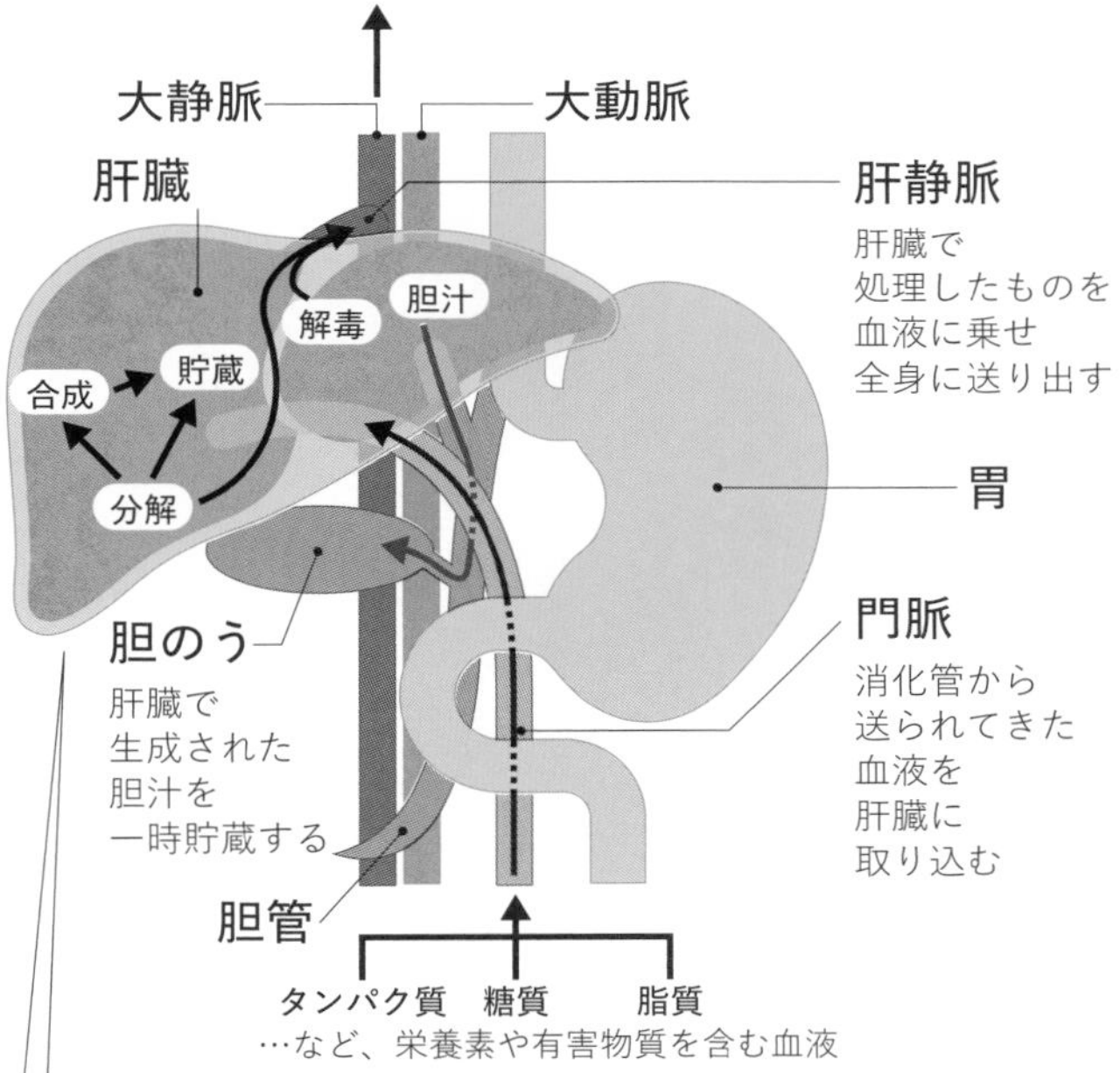


代謝

栄養素を分解・合成し、体に必要なエネルギーや物質を作る

解毒

有害物質を解毒する

胆汁生成

脂肪の消化液「胆汁」をつくる

これら、体にとって非常に重要な役割を、肝臓はこなしている。

にもかかわらず、肝臓はキャパオーバーになっても自分からSOSを発しない。

そのため、本当に肝臓が病気になったときには「時遅し」となっていることがあるのだ。

文句も言わず黙々と重要な役割を複数こなしてくれる〝沈黙のマルチタスカー〟肝臓。寡黙に体を支え続けている優秀なエースである。そんな彼が悲鳴を上げたときには、既にのっぴきならない事態に陥っているというわけだ。

手遅れになる前にうまく対処していきたいが、どのように付き合っていくべきか？

肝臓専門医の浅部伸一先生にお話を伺った。

**回答者**

**浅部伸一**（あさべ・しんいち）**先生**

肝臓専門医／自治医科大学附属さいたま医療センター消化器内科元准教授

1990年、東京大学医学部卒業後、東京大学附属病院、虎の門病院消化器科等に勤務。国立がんセンター研究所で主に肝炎ウイルス研究に従事し、自治医科大学勤務を経て、アメリカ・サンディエゴのスクリプス研究所に肝炎免疫研究のため留学。帰国後、2010年より自治医科大学附属さいたま医療センター消化器内科に勤務。現在はアッヴィ合同会社所属。専門は肝臓病学、ウイルス学。好きな飲料は、ワイン、日本酒、ビール。

# 肝臓と疲労感の関係

## 「肝臓が悪いと疲れやすくなる」はウソ？

まずは肝臓と疲労感の関係について。ずばり、「肝臓が悪いと疲れやすくなる」と聞いたことがある。肝臓は全身で使われるエネルギーの生成や有害物質の解毒を担っているということで、ありえそうな話だ。本当のところを浅部先生に聞いてみた。

「肝臓は非常に強い臓器です。そのため、私たちが普段感じる疲れの原因が肝臓であることは考えにくいでしょう」

いきなり予想が覆された！　肝臓はほとんどの場合、日常で感じる疲れやすさの原因ではないらしい。

強い臓器ということは、肝臓自体、疲れにくい臓器ということなのだろうか？

「肝臓は基本的に余力を残しながら働いています。肝臓は体にとって非常に重要な機能を果たしており、その働きがなければ、私たちはエネルギーを生み出すことも毒を分解することもできません。そのため、常に力を温存しながら動き続けているのです。『肝臓が疲れる』とはどのような定義になるのか難しいですが、基本的に自覚症状が出るくらい肝機能に障害が起きている場合は、かなり病気が進行していると思っていいでしょう。胃もたれのような、即日的に起こる不調などは肝臓では出てきません」

そう、肝臓はとにかく強い。大事なことなので二回言う。強い。

その強さは、重要な役割をマルチにこなしながら、常に余力を残しておけるほどのもの……羨ましい。

更に、肝臓が強い理由はもう一つあった。彼には再生能力があるという。

「通常、肝臓以外の臓器では切除した部分が再生されることはありません。しかし、肝臓は自分で自分を再生させることができます。例えば肝臓の3分の2を切り取っても、数ヶ月もあれば元の大きさに再生されます。とはいえ、これは肝機能が正常な状態の話で、さすがに肝機能が激しく低下している場合は元には戻りませんが……」

あなたの会社にもいないだろうか。やたらとメンタル強い方。明らかに「それ心折れるでしょ……」というタスクにも、彼らは平然と立ち向かう。そんな様子を見ては「あんなメンタルがほしい……」と思うこともあるかもしれないが、彼らは特殊。たとえ身を削られようが自分で再生してしまうのだから、なんとまあ、たくましい社員である！

更に言うと、肝臓は『沈黙の臓器』という異名をも持つ。痛みを感じる神経が繋がっていないため、痛みのサインを発しないのである。

何と、自分から弱音も吐かないとは、まさに最強メンタル！

## メンタル強め、ゆえに要観察

たしかに、酒飲みの方はよく「飲みすぎて肝臓疲れてるから、休肝日とらなきゃ」と言いながらグラスを傾けているイメージはあるが、「肝臓がチクチク痛くて……」「肝臓のもたれが……」と自覚症状を訴えている人は少ないように思う。

しかし、私たちは一定以上の年齢になると、健康診断で肝臓の数値を気にするように言われる。肝臓は強い臓器のはずなのに、一体なぜなのか。

「肝臓の病気には、肝がん、肝硬変、急性肝炎、アルコール性肝障害、脂肪肝、薬物性肝障害などさまざまなものが考えられます。しかし、肝臓の内部には知覚神経がなく、痛みなどの自覚症状[※1]が得られないため、検査による数値でのみ、健常かどうかを把握できるのです。

肝臓は代謝、解毒、消化液の生成など重要な機能を果たしていますから、機能を低下させてしまうと日常生活に支障をきたします。だからこそ、そうなる前にきちんと検査を受けましょうね、ということです」

[※1] 肝臓の痛み…極端に腫瘍が大きくなり肝臓を覆う被膜（肝被膜）が急激に伸ばされると痛みが生じる場合もある。

肝臓には、「AST（GOT）」「ALT（GPT）」「γ-GTP」など注目すべき数値がいくつかある。

私たちが気をつけておくべきは、病気になる前に防ぐこと。そのために定期的に検査を受け、医師に判断してもらうことが大切だ。

## 肝機能が低下すると何が起こるのか

肝臓は重要な役割を果たし、機能が低下すると生活に支障をきたすとのことだが、例えばどんな影響があるのだろう。肝機能低下がもたらすトラブルをいくつか見ていこう。

## 体の「発電所」と「工場」が止まる？

もし、胃腸で吸収された栄養素がそのまますぐに体内で利用されると思っていたら、それは間違いである。

吸収したものを体内で効率的に利用するためには、変換作業が必要になる。この、「外界から取り入れた物質を分解・合成することで、体に必要なエネルギーに変換したり、必要な物質を作ったりする」作業を「代謝」と呼ぶ。

代謝はいくつかの器官で行われているが、大部分を肝臓がつかさどっている。さらに肝臓は、三大栄養素「タンパク質・脂質・糖質」全てを代謝することができる（ビタミンやミネラルもだ！）。つまり肝臓は、水力発電・火力発電・地熱発電など、それぞれ原料が違う多数の「エネルギー発電所」であり、体にとって必要な物質をさまざまにつくり出す、多品種大量生産の「生産工場」でもあるのだ。これほど多くの物質を代謝できる器官は肝臓だけである。さすがメンタル強めのマルチタスカー……。

よって当然のことながら、肝機能が低下し、発電や生産がしっかり行われなくなれば、体が必要とするエネルギーや重要物質は足りなくなってしまう。

では、三大栄養素「タンパク質・脂質・糖質」の代謝による発電が止まると、どんなトラブルが起きるのか、代表例をそれぞれ見てみよう。

## 筋肉が減る？（タンパク質の代謝）

タンパク質を英語で言うと「プロテイン」。プロテインと言えば筋肉。筋トレに励む人には欠かせない成分というイメージだ。ジム通いとプロテインドリンクがセットになっている人も多いのではないか。

タンパク質は、筋肉だけでなく、私たちの体の全てを構成する物質である。

タンパク質の原料を「アミノ酸」という。タンパク質が建物だとすると、アミノ酸はレンガ。アミノ酸をさまざまな形に組み上げることで、体のいたるところが構成されている。あなたの筋肉も、目も髪も肌も骨も血液も内臓も、もちろん肝臓自体も、さらには脳の神経伝達物質の多くもタンパク質が原料となっている。人体は、6～7割を占める水分を除くと、その半分はタンパク質でできているのだ。

さて、タンパク質を多く含む食材といえば肉・卵・魚・乳製品などがあるが、当然、食べたものがそのまま体の一部になるわけではない。手羽先を食べても、手羽先が生えてはこない。私たちの体は、摂取したタンパク質をいったんアミノ酸として吸収し、その後、体内である法則に基づいて再合成している。この法則のもとになる設計図をＤＮＡという。ＤＮＡの法則があるから、鶏肉を食べても、私たち人間の筋肉が、目が、爪が、内臓が作られるのだ。

このタンパク質の合成は、肝臓を含む体のすべての細胞で行われるが、中でも肝臓は、

・タンパク質の原料になるアミノ酸を合成したり分解したりして、全身に供給する（＝アミノ酸の代謝）

という重要な役割を果たしてもいる。

筋トレにタンパク質が必要なのは、激しい運動によって傷ついた筋肉の修復にアミノ酸が使われるからだ（その際、より強い筋肉へと再合成されることで筋肉は成長す

る)。

このように、肝臓は数多の種類があるアミノ酸のバランスを調整する役割を持つ。浅部先生いわく、筋トレには「ＢＣＡＡ」というアミノ酸が必要不可欠。だが、肝機能が落ちた方はアミノ酸バランスが崩れやすいため、筋トレの効果も低下してしまう可能性がある、とのことだった。

肝機能が落ち、アミノ酸の代謝がスムーズにいかなければ、筋トレはおろか、日常的な動作で傷つく筋肉の修復もうまくいかない。生活に必要な筋肉量を維持できなくなってしまう恐れもあるのだ。

## 締めのラーメンが食べたくなる?（糖質の代謝）

飲み会のあと、なぜか無性に締めのラーメンが食べたくなる……飲酒する方なら誰しも経験がある「飲み会あるある」ではないだろうか。あれは、アルコールで気持ちが開放的になったばかりに摂生できなくなったからではなく（もちろんそれもあるだろうが)、肝臓の働きが大いに影響している。

理由を説明しよう。糖分の代謝も行う肝臓は、摂取した糖質から生成した、エネルギー源となるブドウ糖を貯蔵。必要があれば血中に放出し、不要ならいざというときのために肝臓に備蓄しておく。しかし、お酒を飲むと、このコントロールが乱れる。アルコールは非常に毒性の強い成分であるため、その代謝が優先されてしまい、糖分の放出は後回しにされてしまうのだ。

すると、適切な糖分が一時的に血液中に回らなくなり、低血糖状態[※2]に。「食べているのに糖分が足りない!」という〝嘘モノ低血糖〟が起こるのだ。

脳のパートで、複数のタスクを同時にこなすこと(マルチタスク)は、それぞれのパフォーマンスが落ちて効率が悪いと説明した。よって、「今はこれに集中する」と最優先タスクを決め、それ以外はいったん脇に置くべきだ、と。優秀なマルチタスカーである肝臓は、それができているとも言える。ただし、「糖分コントロール」という重要タスクが脇に置かれてしまうことで、嘘モノ低血糖というトラブルを起こしてもいるのだ。

お酒を飲んだあとにどうしても締めのラーメンが食べたくなるのは、嘘モノ低血糖

[※2] アルコール性低血糖…糖尿病治療中(血糖を下げる薬を飲んでいる、インスリンを打っているetc)の患者さんがアルコールを長時間、たくさん飲んでいると、高度の低血糖を起こし命に危険を及ぼすことも。

のせいだった！　これを防ぐには、適度に糖質を含むおつまみを食べること、そして、なにより飲み過ぎないこと。アルコールの過剰摂取に良いことはない。

## 脂肪が溜め込まれる？（脂質の代謝）

最後にもう一つ、脂質の代謝について。

肝臓に入った脂質の多くは、脂肪の一種である「中性脂肪」に合成される。中性脂肪は糖質と同じく、体を動かすための重要なエネルギー源。ただし、体にとって取り急ぎ必要なエネルギーはまず糖質から供給される。中性脂肪は糖質が不足した場合の予備部隊だ。よって、使われなかった中性脂肪は、いざというときのための備蓄に回される。肝臓、脂肪組織、筋肉、皮下などに溜め込まれるのだ。この、溜め込まれた中性脂肪が多くなった状態がいわゆる「肥満」である。

脂質＝悪者のようにとらえられがちだが、むしろ生きるために欠かせないエネルギー源である。そのため、通常、脂質は代謝の働きによって一定の量が溜め込まれるようになっている。ところが、代謝の働きに異常が起きたり、脂質を過剰に摂取したりしてしまうと、必要以上の脂質が溜め込まれた状態に。血液に過剰に含まれると血液がドロドロになって動脈硬化が起きやすくなったり、肝臓に過剰に溜まると「脂肪肝」という病気になったりと、悪者に変貌してしまうのだ。

このように、脂肪が溜まって糖尿病などの生活習慣病や、心筋梗塞や脳卒中などが起こりやすくなった状態が、あの「メタボリックシンドローム」、いわばメタボである。

## 肝臓疲労の原因

### アルコールは「都合が悪い」物質

これまで見てきた通り、肝臓は実にさまざまな機能をもち、その機能なしに私たちは生きられない。では、そんな肝臓に負担をかける原因にはどんなものがあるのか？
まずパッと思い浮かぶのがアルコール。お酒を飲みすぎた翌日などは吐き気がしたり頭痛がしたり、全身の調子が悪く、ひどくぐったりしてしまうことがあるが……。

「アルコールを摂取したあと調子が悪くなるのは、アルコールという物質がもつ特徴によるものです。

まず、アルコールは消化吸収の過程で、食道、胃腸などの消化管を直接に刺激し、ダメージを与えます。さらに、消化管から肝臓に到達したアルコールは分解され、解毒されますが、肝臓にもキャパがあり、それを超えた分は解毒できません。分解しきれなかったアルコール自体やその有害な代謝物『アセトアルデヒド』は血中を巡って全身に届き、胃腸や脳など全身で悪さをします。

これが、酔うと気持ち悪くなったり頭痛がしたりするメカニズムです。つまり、悪酔いや二日酔いの原因は飲みすぎだと思ってください。そのときの体調や飲み方、おつまみなどによっても酔いの回りの速さは左右されますが、とにかく『自分のキャパを超えて飲んだ』ということです」

浅部先生いわく、「アルコールは人間の体にとって、かなり都合が悪い物質」なのだという。

「分子量が小さく、水にも油にも溶ける性質なので、さまざまな部位に到達できてしまうんです。

たとえば脳には『血液脳関門』という関所のような機関があって、血液から流れ込んでくる物質を選別しています。不要な物質はブロックし、必要なものしか受け付けないようになっているんです。ところが、分子量が小さく、油にも溶けることのできる物質はこの関門を通過しやすい。アルコールはまさにこの性質を持つので、関所を通過できてしまうんですね。

そして脳に入った有害物質が神経細胞の働きを抑制し、思考力や判断力が低下したり、千鳥足になったり、ろれつが回らなくなったり……といった問題を起こします。

肝臓がアルコールを代謝できる量は、私たちが思っているほど多くありません。およそ1時間に5グラムと言われています。生ビール中瓶1本に約20グラムのアルコールが含まれていますから、代謝には4時間かかります。とはいえ、アルコールの代謝機能は非常に個人差がありますから、20グラムを1時間で代謝できる方もいますし、全くできない方もいます。これは自分の体で照らし合わせていくしかありません。肝臓の代謝のキャパを超えてアルコールを摂取しつづければ当然、肝臓に負担をかけますし、全身に影響が出てきます。『翌日まで残る量は飲みすぎ』と考えて、残らない量の摂取をしていく必要があるでしょう」

アルコールは刺激が強い上、脳にまで到達できてしまうのか！　これが短時間でサクサク代謝できる物質ならまだいいのだが、代謝にも時間がかかり、それを行う肝臓に負担をかけるとなると、たしかに都合が悪すぎる。

『翌日まで残る量は飲みすぎ』、肝に銘じたい。

## 3人に1人の肝臓が「フォアグラ化」

さて、肝臓の負担といえば、もうひとつ思い浮かぶのが脂肪の蓄積、つまり「脂肪肝」。肥満気味の方や、中年以降の方はとくに気になるワードではないか。

「そうですね、『脂肪肝』はとても身近な病気で、日本人の3人に1人が脂肪肝の可能性があるといわれるくらいです。実際、健康診断を受けた約1500人の日本人成人のうち、32%が脂肪肝だったという報告もあります[※3]。

脂肪肝は、肝臓に脂肪がつきすぎた状態で、簡単に言うと『フォアグラ化した肝臓』。主な原因は生活習慣による『内臓脂肪』の蓄積です」

3人に1人がフォアグラ状態！　聞いただけで恐ろしい。

ちなみに、内臓脂肪とは文字通り内臓にたまった脂肪のこと。肥満は「内臓脂肪型」と「皮下脂肪型」にわけられる。腹部の内臓のまわりに脂肪がつく（＝リンゴのような体型になる）のが内臓脂肪型。腰や太ももなど、主に下半身の皮膚のすぐ下に脂肪がつく（＝洋ナシのような体型になる）のが皮下脂肪型。この内臓脂肪が肝臓にたまりすぎた状態が脂肪肝なのだそうだ。

では、脂肪肝になるとどのような症状が出てくるのだろうか。

［※3］参照…Katsuhisa Omagari et al.(2009)Predictive Factors for the Development or Regression of Fatty Liver in Japanese Adults.

## 脂肪肝が怖い本当のワケ

「実は脂肪肝になっても、症状はあまり見られません。ならば放っておいていいのかというとそうではなくて、血液がドロドロになり、糖尿病などの生活習慣病、ひいては心疾患などを起こしやすくなります。

さらに脂肪肝を放置すると、いつのまにか慢性的に炎症を起こした状態の『慢性肝炎』になり、自覚症状が出てきた段階ではすでに『肝硬変』に進行していることもあります」

肝硬変はその名の通り、肝臓がガチガチに硬くなった状態。進行すると『肝がん』になる恐れもある、怖い病気だ。

「肝硬変は昔はウイルス（主にB型、C型）でかかることが多かったのですが、現在は医療の発展によりウイルス性の肝硬変は減りつつあります。一方で、全く違うルート、脂肪肝から肝硬変になる方が増えているのです。

肝硬変になると肝機能が著しく低下し、元に戻すのはほぼ不可能と言われています」

あれだけ「強い臓器」といわれていた肝臓が元に戻せなくなるとは、なんと恐ろしい話だろう……。肝硬変になると、肝臓の機能を補うための対症療法的な治療を続けながら、その後の人生を過ごすことになってしまうのだ。

「肝臓は痛みを感じにくいことから沈黙の臓器と呼ばれますが、それは症状にも言えることで、異常があってもあまり目立った症状が出てきにくいという特徴があります。ですから、たとえ症状がなくても、脂肪肝と診断された人、その予備軍の人には生活習慣の改善を推奨しています。肝硬変になっては元に戻すのは相当に難しいですから、その手前である脂肪肝の段階で早期対策を立ててほしいのです」

なるほど。症状が出にくい、だからこそ気を付けないといけないというわけだ。脂肪肝は決して甘く見てはいけないようだ。

では、脂肪肝になるのはどんな人なのだろうか？

## アルコール自体が脂肪を作る⁉

「脂肪肝には大きく分けて『アルコール性の脂肪肝』と『非アルコール性の脂肪肝』の2種類があります。

1日60g以上の純アルコールを摂取している場合、ほとんどがアルコール性脂肪肝です。目安としては、ビール中瓶2本と日本酒一合くらいですね」

この量を聞いて、多いと思うか少ないと思うかはその人次第。だが、重要なのはこれを習慣的に飲んでいるか否か、だそうだ。

「1回の飲み会でこれくらい飲んだからと言って肝臓に病的な影響が起こるということはまずありません。しかし、ビール中瓶2本と日本酒一合くらいの量を〝平均して〟飲む方は、アルコール性脂肪肝に気をつけた方が良いでしょう。

アルコールが脂肪肝の直接的な原因になるのには2つの理由があります。

1つは**アルコールがそのまま中性脂肪の材料になること**です。アルコール（エタノール）の9割は肝臓で代謝されます。エタノールは肝臓で代謝され、最終的には体のエネルギーになりますが、その過程で『脂肪酸』の原料にもなります。この脂肪酸が中性脂肪のもとになるのです」

アルコール自体が脂肪を作るとは！　アルコールはカロリーはあるものの、栄養価はゼロに近い（糖質などが含まれていない場合に限る）。脂質などが含まれないため脂肪分は作られないかと思えば、きちんと中性脂肪を作るのだ。

「2つ目の理由は、アルコールが肝臓で代謝されている間は、脂肪の燃焼が阻まれてしまうこと。アルコールは体にとって毒性が強いため、嘘モノ低血糖（166ページ）のときと同じように、アルコールの解毒の方が優先され、脂肪の代謝が抑制されるのです。代謝されず、過剰になった脂肪がどうなるかは……いうまでもありませんね（笑）。中性脂肪を作り、同時に脂肪の代謝を抑える……アルコールは脂肪生成と燃焼抑制のダブルパンチなのです。アルコールを日ごろから多く摂取する方は、脂肪肝になりやすくなります。それでも飲み続けていると肝臓が硬くなって、アルコール性の肝硬変になるリスクがあります」

お酒で肥満やメタボになるのは、「つまみを食べてしまうから」とか、「食欲増進効果があるから」とか、「締めで炭水化物を食べてしまうから」とか、お酒に付随する食事が問題のように思っていたが、なんとアルコール自体も問題だったとは。「今日はつまみ控えめだし、お酒もハイボールで糖質少ないから大丈夫！」なんてガバガバ飲んでいると、脂肪が溜まっていく恐れがあるのでご注意を。

## お酒を飲まない人も脂肪肝になる

「肝臓の病気と聞くとアルコールを飲む人だけがかかるように思う方もいますが、決してそうではありません。私はお酒を飲まないから大丈夫、なんて安心していると大変です。アルコールを飲まない人も脂肪肝になります。むしろ、一般には非アルコール性の脂肪肝の患者さんのほうが多いのです。

お酒を飲まない人も太りますよね？　それと同じで、食習慣や運動習慣によっても脂肪肝は発症します」

なんと、非アルコール性の脂肪肝のほうが多い⁉

実際、約８０００人を対象にした研究では、

・ＢＭＩ28以上の人…約84％
・ＢＭＩ25〜28の人…約58％
・ＢＭＩ23〜25の人…約38％
・ＢＭＩ23以下…約10％

が脂肪肝という結果が出ているという［※4］。

「ＢＭＩ（Body Mass Index）」は身長と体重の関係から肥満度をチェックできる指数

［※4］参照…Yuichiro Eguchi et al.(2012)Prevalence and associated metabolic factors of nonalcoholic fatty liver disease in the general population from 2009 to 2010 in Japan: a multicenter large retrospective study.

で、「体重（kg）÷身長（m）÷身長（m）」で求められる。18・5以上25未満が標準で、病気になりにくいのは22前後とされている。

たとえば、身長170cmで体重73kgの男性なら、BMIは73÷1・7÷1・7で約25・3。程度の軽い肥満でも、脂肪肝のリスクは確実に高まっているのだ。

「アルコールが原因ではない脂肪肝を『非アルコール性脂肪性肝疾患（NAFLD）』といい、肥満人口が増えるに伴い、世界的に増えています。全世界での推定有病率は2000～2005年で約20％だったのに対し、2011～2015年では約27％に増加しています。アメリカでは、慢性肝疾患全体におけるNAFLDの割合が、2005～2008年で約75％というのですから、その高さに驚かされますね［※5］」

## 「節度を越えた量」ってどれくらい？ 飲酒量チェック表

ここで一度、脂肪肝の種類を整理しておこう。

［※5］参照…Younossi ZM et al.(2016)Global epidemiology of nonalcoholic fatty liver disease-Metaanalytic assessment of prevalence, incidence, and outcomes.

①アルコール性脂肪肝

1日の純アルコール摂取量が60g以上

②非アルコール性脂肪性肝疾患（NAFLD）

1日の純アルコール摂取量が20g以下。さらに次の2種類に分類される。

・単純性脂肪肝…NAFLDの約80〜90%を占める。進行性ではないため、経過観察。

・非アルコール性脂肪肝炎（NASH）…進行性の脂肪肝。放置すると肝炎や肝硬変になりやすく特に注意が必要。

アルコール性の脂肪肝かそうでないかは1日の純アルコール摂取量が60gを越しているかどうかで分けられる。60gは、俗に言う「節度を越えた量」である。逆に、非アルコール性のラインとされる20gは「節度ある量」といえる。
具体的にどれくらいの量なのか、次のページの飲酒量チェック表にまとめてみた。
なお、純アルコール量は次の計算式で求められるので、ぜひ覚えておいてほしい。

**アルコール量（g）＝**
**アルコール度数（％）÷100×飲酒量（㎖）×0・8（アルコールの比重）**

ご覧いただいてわかる通り、「節度を越えた量」も、酒好きの方なら意外と飲んでいる方が多いのではないだろうか。たまの飲み会でハメをはずすのは問題ない。しかし、これを常習的に飲むのは脂肪肝のリスクを一気に引き上げる。

**純アルコール量20gの目安（節度ある量）**

| お酒 | 度数 | 純アルコール量 |
|---|---|---|
| ビール（中瓶１本・500ml） | 5% | 20g |
| 日本酒（清酒一合・180ml） | 15% | 22g |
| ウイスキー・ブランデー（ダブル・60ml） | 43% | 20g |
| 焼酎（コップ１杯・100ml） | 25% | 20g |
| ワイン（グラス２杯・240ml） | 12% | 23g |

**純アルコール量60gの目安（節度を超えた量）**

| お酒 | 純アルコール量 |
|---|---|
| ビール中瓶２本＋清酒一合 | 62g |
| ビール中瓶１本＋焼酎一合 | 56g |
| ビール中瓶１本＋ワイン４杯 | 63g |

## 痩せている人にも起こる「隠れ脂肪肝」⁉

酒好きはもちろん、お酒を飲まない方も要注意の脂肪肝。では「お酒は飲まないし、太ってもいない」なら安心、かというとそうでもない……⁉

「一見痩せていて、お酒を飲まない人でも脂肪肝になる可能性はあります。いわゆる『隠れ脂肪肝』といわれるものです。

特にアジアでは多くみられ、遺伝的なものである見解が強いです。アジア諸国では、ＢＭＩ25以下の非肥満の方の脂肪肝の有病率は7～20％[※6]で、欧米の有病率約10％と比べると高い傾向にあります[※7]。日本では、検診受診者を対象にした非肥満ＮＡＦＬＤの有病率は２０１４年に15％[※8]と報告されています。

痩せ型でアルコールを飲まない、一見脂肪肝とは縁遠そうな人でも、きちんと検診を受ける必要があります」

アジア人は肥満でなくても脂肪肝になりやすい遺伝子をもつ……悲しい話だが遺伝

[※6] 参照…Wei JL et al.(2015)Prevalence and Severity of Nonalcoholic Fatty Liver Disease in Non-Obese Patients: A Population Study Using Proton-Magnetic Resonance Spectroscopy.
[※7] 参照…Younossi ZM et al.(2012)Nonalcoholic fatty liver disease in lean individuals in the United States.
[※8] 参照…Nishioji K et al.(2015)Prevalence of and risk factors for non-alcoholic fatty liver disease in a non-obese Japanese population, 2011-2012.

子にあがっても仕方がない。では、「隠れ脂肪肝」になりやすいのはどういう人なのだろうか。

「外見は痩せて見えても中性脂肪が多い、いわゆる『隠れ肥満』や、内臓脂肪型の肥満の方は要注意ですね。運動不足や栄養バランスの偏った食事により、体重が2～3キロ増えただけでも一気に中性脂肪が溜まることがあります。
また、極端な食事制限によって『低栄養性脂肪肝』になることもあります。体が飢餓状態になると、エネルギー源である脂肪を溜め込もうとする作用が働き、肝臓にも脂肪が溜まりやすくなってしまうのです」

隠れ脂肪肝は肥満ではない方だけでなく、痩せ型、極端なダイエットをしている人にさえ起こりうるという。なんとなく自分も気をつけなければいけない気がしてきたのではないだろうか……。脂肪肝については、もはや全人類が油断できなさそうだ。

ここで脂肪肝リスクをチェックしてみよう。この章の冒頭（152ページ）に載せたチェックリストを参照してほしい。

当てはまる項目が多いほど、脂肪肝リスクに注意が必要だ。特に上段の項目が多い人はアルコール性、下段の項目が多い人は非アルコール性の脂肪肝リスクに注意したいところ。なお、アルコール性と非アルコール性の両方の要素が混ざり合っているような症例もよくある。

繰り返すが、「強い、ゆえに一度壊れたら修復困難」なのが肝臓という臓器。お酒を飲む方も飲まない方も、太り気味の方も痩せ型の方も、「自分には関係ない」とは思わずに、定期検診を受けてほしい。

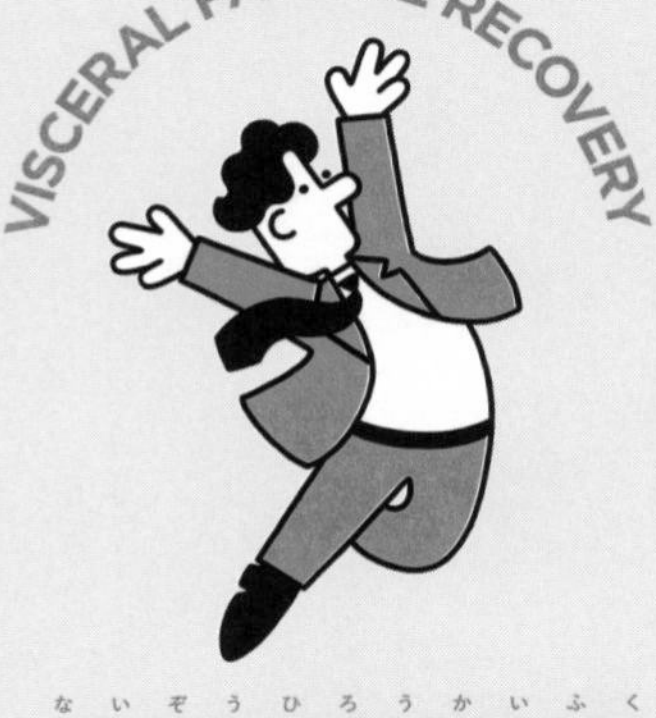


内《ない》臓《ぞう》疲《ひ》労《ろう》回《かい》復《ふく》

第 6 章

# 肝臓疲労対策

# 肝臓疲労の対策

## 肝臓に負担をかけないために

会社でも、頻繁にＳＯＳを出す社員より、めったに弱音を吐かないぶん、前触れなくパタッと倒れてしまう社員の方がむしろ注意が必要だったりする。そんな沈黙のマルチタスカーこと肝臓を休めてあげるには、どうしたらよいのだろうか。

「肝臓は、常に働き続けている臓器です。わずかな間でもその働きが停止すれば、健常な肉体を維持できないのです。だからこそ、一度にあれこれ負担をかけないようにしなければなりません。肝臓が一番ワーッと働いているのは、消化が行われた後。ですから、一度にドカンと食べるより、ちょこちょこ食べる方が肝臓には優しいのです」

なるほど、やはり胃腸と同じく、食事の時間や量が不規則になってしまうのはよくないようだ。仕事に追われてしまうとつい乱れてしまうこともあるだろうが、ここはぜひ気をつけていきたいところ。

肝臓に負担をかけないためには、消化のあとに起こる代謝と解毒作業で負担をかけすぎないこと。ということで、ここからは、「アルコールによる負担」と「脂肪による負担」への対策について考えていく。

**◉飲酒習慣のある方の肝臓疲労対策**
**◉飲酒習慣のない方の肝臓疲労対策**

をそれぞれ見ていこう。

## 飲酒習慣のある方の肝臓疲労対策

日ごろ、ビジネスパーソンと接していて思うのが、仕事のストレスを解消させるためにお酒を飲んでいる人の多いこと！

アルコールには気分をほぐし、リラックスさせてくれる効果がある。毎日の晩酌を楽しみにしている人や、仲間との親睦を深めるためのツールとして活用している人も多いだろう。

アルコールは肝臓だけでなく、脳や胃腸など全身の負担になる……とはいえ、そんな方々に「お酒をやめろ」とは言いづらいし、あれこれ制限を設けても続けるのが大変だ。

そこで、お酒を飲むにしても負担を減らせる方法として、これだけは！　という2つのルールを設けた。

## 【ポイント①】お酒は必ずおつまみとセットで

飲むときは、必ず食事と一緒に！　すきっ腹にビールが染みわたるのに……という気持ちもわかるが、その習慣は万病のもと。空っぽの体はいわばNOバリア状態。無防備な内臓に、いきなり刺激の強いアルコールを流し込んではいけないのだ。食べながらゆっくりと飲むようにしよう。胃腸に食べものが入っていれば、アルコールの吸収スピードが緩やかになる。満足感も得やすいので量も抑えることができる。

なお、たまに「お酒を飲むときは、せめて太らないよう食事を抜く」という人もいるようだが、前述したようにそもそもアルコール自体が脂肪の原因になるのであまり意味がない（もちろん食べすぎはNGだが）。アルコールの負担を減らすために、お酒を飲むときは適度なおつまみをセットにしてほしい。

アルコールと合わせて摂るのにおすすめなのが、実は野菜。食物繊維とビタミンを豊富に含むからだ。

食物繊維は消化に時間がかかるので、先に胃腸に入れておくことでアルコールの吸収がゆるやかに。さらに、便の材料となって有害物質のスムーズな排泄にも一役買ってくれる。

緑黄色野菜（ほうれん草、ケール、ピーマン、ニンジンなど色の濃い野菜）には、ビタミンAやEが豊富で、肝細胞を傷つける活性酸素を取り除く効果が。ブロッコリー、キャベツ、トマトなどに豊富なビタミンCには、アルコールの有毒物質・アセトアルデヒドの分解を促進する作用がある。ビタミンCは熱で壊れやすいので、サラダなど生の食材で摂っておきたい。

お酒を飲むとついしょっぱいものや脂っぽいおつまみに手が伸びがちだが、最初にサラダや野菜スティックなどを頼んでおいてはいかがだろう。

ジャガイモやサツマイモのビタミンCは熱で壊れにくいので芋の煮つけや、食物繊維豊富なゴボウ・ニンジンを使ったきんぴら、大根を使った切干大根などもおすすめ。

行動指標
- お酒を飲むときは食事がセット！
- おつまみには食物繊維とビタミンが豊富な野菜をプラス。

## 【ポイント②】好きなお酒の「節度ある量」を覚える

アルコールの過剰摂取に良いことはない。前述のとおり、節度ある量は20gまで。60gを超えた量が習慣になると一気にアルコール性脂肪肝のリスクが上がる。

怖いのは、自覚がないまま飲みすぎてしまうこと。酔いが回ってくると開放的になり、判断能力も低下する。「次、何飲みます？」を繰り返しているうちに節度ある量を超えていた……なんてことにならないように注意である。また、量はもちろん、度数にも気をつけよう。

普段飲むアルコールはある程度種類が決まっていると思う。自分の好きなお酒の一日の量を把握しておこう。182ページの表に記載したが、「節度ある量」20gの目安は次の通り。

- ●ビールなら…中瓶1本
- ●日本酒なら…一合
- ●ワインなら…グラス2杯

こんな量じゃ到底満足できない！　と思われた方は、週単位で調整していこう。「1週間で140g以内（注：ただし、1日60gは超えないこと）」と考え、飲んだ次の日は休肝日、飲むのは金曜だけにするなど、ルールを決めておく。

また、大切なのは量より「満足感」。おいしいおつまみを食べ、チェイサーや、お酒気分を味わえるノンアルコールドリンクを挟みながら、ゆっくりと好きなお酒を味わっていけば、少量でも意外に満足できるもの。一杯を多めのお湯や水などで割って「かさ増し」するのも有効だ。

行動指標
・自分の好きなお酒の1日の目安量を把握する
・1週間で140g以内（※ただし、1日60g以下）の量にする

## 飲酒習慣のない方の肝臓疲労対策

さて、ここからは脂肪による負担に対策していく方法を考えていく。

アルコールを飲まない方の脂肪肝、内臓脂肪対策は基本的には肥満対策と同様。食べすぎには注意し、運動をして脂肪を燃焼させていけばよい。

とはいえいきなり食事内容を変え、運動をするのは難しいもの。ここでは、「この習慣だけは身につけたい！」という点を2つ厳選した。

## 【ポイント①】順番が大事！ 脱「デブ食い」法

脂肪が気になる方に実践してほしいのが脱「デブ食い」法だ。食事の内容に気をつけることは重要だが、「胃にどのような順番で食べものを渡すか」も重要である。

さて、「デブ食い」とは、「いただきます」と同時にご飯をかきこむことだ。すきっ腹にビールもいけないが、すきっ腹に糖質もこれまたいけない（それにしても、私たちが幸せだと思うことにはどうしてこうもブレーキがかかるのか……）。

空腹時に最初に糖質を取ると、血糖値が上がり、膵臓から糖質を処理するための「インスリン」というホルモンが分泌される。インスリンには糖質を中性脂肪に変えて溜め込む働きがあり、肥満や脂肪肝を進行させるのだ。脂っぽいイメージのないご飯やパンなどの糖質も中性脂肪に変わるとは、おそるべし。

だからといって糖質はNG！ というわけではもちろんないのでご安心を。糖質を心置きなく味わうために、食べる順番に気をつけよう。

脱「デブ食い」法は、デブ食いの反対。つまり、糖質は最後にする。

まずはサラダやお惣菜、汁物などの副菜、特に食物繊維の多いものからお腹に入れ、その後に肉や魚のメインディッシュ。そして最後に主食である糖質をいただこう。先に副菜や主菜を胃腸に入れることで、その後に入れる糖質の吸収がゆるやかになるのだ。

行動指標
・食べる順番に気をつけよう
・副菜→主菜→主食（糖質）で、脱「デブ食い」法！

## 【ポイント②】毎日「＋10分」体を動かす

日々の食事で肝臓に蓄積されていく脂肪は、日々の運動で燃やしていこう。

とはいえ、日々忙しい方は、なかなか毎日運動の時間を確保できない、負荷の高いトレーニングは大変、と感じるかもしれない。そんな方は、まず日常の身体活動を増やすことから始めればＯＫ。厚生労働省が提唱する健康づくりのための運動の基準（18～64歳）は「歩行（または掃除など、歩行と同等以上の強度の身体活動）を毎日60分」「息が弾み汗をかく程度の運動を毎週60分」であり、「今よりも10分多く体を動かす」ことをポイントとしている［※1］。この程度なら続けられるという方も多いだろう。

なお、成人の1日の歩数目標の目安は8000～9000歩。通勤や移動時はなるべく徒歩、階段を利用するなど、日常の中で歩数を稼ぐことをまずは習慣にしよう。

**行動指標**

- まずは「＋10分」を意識して体を動かす
- 歩行など日常的な身体活動を毎日60分、軽い運動を毎週60分～行うことを目指そう

［※1］参照…厚生労働省「健康づくりのための身体活動基準 2013」2013年

［第5・6章］参考…葉石かおり著、浅部伸一監修『酒好き医師が教える最高の飲み方』日経BP社、2017年／渡辺純夫監修『今すぐできる！　肝機能を上げる40 のルール』学研パブリッシング、2014年

コラム

## 皮膚は内臓の映し鏡？

「肌は内臓の映し鏡」という言葉があるように、吹き出物やかゆみ、乾燥など、肌にトラブルが起こると、「ストレスや生活の乱れのサイン」「体内の異変が外に出てきている」と感じる方も多いだろう。

かくいう肌も、実は臓器の一種であることをご存知だろうか？　体の外側を覆う膜である肌は、一枚に広げると約1・6㎡（畳1畳分）もの面積をもつ「人体で最大の臓器」なのだ。紫外線や埃などの異物、ウイルスなどから体を守ったり、体温を調節したり、汗や皮脂から老廃物を排出したり、温度や痛みなどの刺激を感知したりと、他の臓器と同じように、生きるために必要なさまざまな機能を果たしている。

体の内側にある臓器＝内臓と違って表面に露出しているぶん、異常を目で見て感知しやすい臓器とも言える（そのため、「外臓」と呼ばれることもある）。

体の内側で起こっている異変を、目に見える「肌」から見分けられるなら、これほど対処しやすいことはない！　というわけで、肌と内臓・肌と疲れの関係について、皮膚再生医療を専門とする北條元治先生にお話を伺った。

お話を伺った先生

**北條元治（ほうじょう・もとはる）先生**

医学博士。株式会社セルバンク代表取締役。ＲＤクリニック医師。東海大学医学部非常勤講師。弘前大学医学部卒業。信州大学附属病院勤務を経てペンシルベニア大学医学部で培養皮膚を研究。帰国後、東海大学にて同研究と熱傷治療に従事。２００４年、細胞保管や再生医療技術支援を行う株式会社セルバンクを設立。著書は『ビックリするほどｉＰＳ細胞がわかる本』（台湾版、韓国版も）『美肌のために必要なこと』他多数。

## 肌は「人体最大にして、最も強い臓器」

早速だが、「肌は内臓の映し鏡」という言葉の真偽について聞いてみたい。内臓の不調が肌に出る、たとえば腸で栄養の吸収がうまくいかなくなったときに、必要な栄養が不足して肌が荒れる……といったことはあるのだろうか。

「それはあまり考えられません。というのも、肌は、体で最も強い臓器だからです」

肌が強い臓器……？　敏感肌やアトピー、ニキビなど肌にはトラブルがつきもののように感じるが……。

「肌が最も強いというのは、トラブルがないということではなく、栄養不足や血流悪化に強い臓器ということです。

例えば脳は、5分でも血流がストップすると細胞が破壊され、機能もストップしてしまいます。これに比べて皮膚の細胞はもっとゆっくりしたペースで死滅していくため、一時的に酸素や栄養の流れが阻害されたとしてもそれほど大きな問題はないんです。

そのため、たとえ小腸からの栄養吸収が多少うまくいかなくなったとしても、すぐに肌に大きな影響が出るとは考えにくいです。そういう意味で、肌は非常に強い臓器といえるでしょう」

なるほど……。確かに、まずは脳や肝臓など、生命維持にかかわるところから必要な成分が供給され、その後に肌や髪などの比較的生命維持から遠いところに供給されるというのは理にかなっている(もちろん肌も生命維持に必要な臓器としてプログラムされていることは前提だが)。そういう意味では、確かに肌は人体最大であるだけでなく、最も強い臓器でもあるといえよう。

とはいえ、肌トラブルは誰しも身近なもので、特にストレスが溜まっているときや体調が悪いときなどには肌の調子も悪くなるように感じる。そういった疲れや体の中の不調と、肌の関連はないのだろうか。

「ストレスと皮膚には明確な関係がありますよ。緊張したり精神的なストレスを感じたりすると、手足の先が冷たくなることがありますよね。これは、人間がストレス、つまり危機を感じたとき、自律神経の働きで脳など重要な器官へ優先的に血液が回され、優先度の低い皮膚への供給が遅れるからです。血行が悪くなって冷えを感じるということですね。そのように、ストレスが過度にかかると、皮膚の血流低下や皮脂分泌の低下、あるいは過分泌などが起きたり、肌の代謝のサイクル、つまりターンオーバーが乱れてしまい、肌荒れにつながるということが考えられます」

なんとここでも自律神経。『ストレスで肌荒れ』現象においても、自律神経の乱れが影響していたというわけか。

## 肌は腸と同じ「細菌のお花畑」

続いて、肌の不調、肌荒れの主な原因について聞いた。

「普段医師として患者さんの肌トラブルを見ていると、疾患以外の皮膚トラブルには『皮膚常在菌』の乱れが大きく関与しているようです。

皮膚って、実は細菌の塊なんですよ。肌の表面には、腸と同じく細菌が無数に生息しているんです。この常在菌のおかげで私たちの肌の環境は保たれています。

洗顔のしすぎや触りすぎ、マッサージや化粧品の刺激などによってこの常在菌の生態系バランスが崩れると、さまざまな肌トラブルが起こるんです。さきほどお話ししたように、ストレスや生活習慣で自律神経が乱れ、皮脂腺や汗腺の機能が低下して老廃物の排出がうまくいかなくなったりすることでも、生態系バランスは崩れます」

肌にも細菌が無数にいるとは！　腸のパートでも細菌の恩恵を感じたが、私たちは見えない菌たちによって全身の健康を守られているのだ。

「特に、発汗は肌の健康に深くかかわっています。常在菌が皮脂腺から分泌される皮脂を分解することで、『皮脂膜』という、外敵を阻み水分の蒸発を防ぐ〝天然のバリア〟ができます。この皮脂膜によって、肌の表面はｐＨ４・５～６の弱酸性に保たれています。

一方、洗顔料やボディソープの多くは、洗浄力の高いアルカリ性の成分でできています。それらを使うと肌表面は一時的にアルカリ性に傾きますが、新たに分泌される汗や皮脂が中和して、本来のｐＨに戻してくれているんです。

ですから、日頃ほとんど汗をかかないような生活を送っていると、肌表面のｐＨが変わってしまい、肌トラブルが起きてしまうんですね」

「美肌のためには運動で汗をかくこと！」とよく聞くのは、そういう理由だったのだ。

ところで、腸と同じ細菌バランスが重要、と関連して、腸内の細菌バランスの乱れが肌に影響してくるということはないのか。

「消化不良が肌に出る、たとえば下痢や便秘をしているときには肌トラブルが起こりやすい、というのは医師としての経験的に感じますが、そのメカニズムはまだ詳しい研究がなされていないんです。西洋医学は各分野の専門性を高めていく学問ですが、逆に言うとそれぞれの研究が限定された分野に限られてしまいがちということもあります。皮膚と内臓で言えば、例えば肝臓の障害で、『黄疸』といって血液中の赤血球が破壊されたときにビリルビンという色素が増え、黄色く見える症状などはよく知られています。しかし、そういった疾患を除くと、系統的に皮膚と内臓の関連を突き詰めて研究する学問は残念ながら十分に進められておらず、これからの研究となるでしょう」

まとめると、「肌は内臓の映し鏡」という言葉が表すような皮膚と内臓の関係としては、肝臓の不調が表れる『黄疸』などの症状に加え、自律神経の乱れで血流や皮脂分泌などが乱れ、皮膚常在菌バランスが崩れて肌トラブルが起きることがわかっている。

なお北條先生自身も、二日酔いになると肌がガサガサになるという悩みがあるそうだ。皮膚と内臓の明確な関連についてはこれからの研究に期待するとしても、生活が荒れていたり、ストレスが溜まっていたりすれば、胃腸などの内臓も荒れるし肌も荒れるということが、これまでの調査ではっきりとわかっている。内臓は目には見えないが肌は目に見えるのだから、肌が荒れているときは体内も荒れていると考え、生活を見直すべきタイミングかもしれない。

## 究極の肌ケア、それは「ワセリンと日焼け止め」

最後に、肌を健やかに保つためにどのようなお手入れをすべきか聞いた。

「肌のケアとして重要なのは、『保湿と紫外線対策』の2点です。つまり、お風呂上がりはワセリンを塗り、外に出るときは日焼け止めを塗る。これだけで大丈夫です（笑）」

なんとワセリンと日焼け止めオンリー。男性でもやりやすいケアで単純明快である。

「重要なのは、肌の常在菌バランスを崩さず、元から持っているバリア機能を保つこと。

そのために保湿は必須です。ニキビもアクネ菌の異常繁殖が原因なので、菌のバランスを整えるために保湿を心がけることが大切でしょう。

ただ、肌がピリピリするような自分に合わない化粧品を使うと、刺激になってバリア機能が奪われてしまいます。それから、化粧水は水分が蒸発するときにかえって肌本来の水分を奪ってしまうので、上からフタをする保湿剤のほうが重要です。そういうわけでシンプルで効果の高い保湿剤であるワセリンをおすすめしているんです。私の知人の女医さんたちも、高級なものよりワセリンを使っている方が多いですよ。

また、紫外線は肌の深層部まで入り込み、肌の層を壊しますので、日焼け止めを塗る習慣は長期的に見てきれいな肌を保つために重要です」

最後は内臓と一緒で基本的なことに戻ってきた。先生いわく、肌の刺激になる過剰なお手入れもＮＧ。あくまで肌が元から持っている機能を邪魔しないように、保湿と日焼け対策を徹底的に行うようにとのことであった。

# 第7章

# 疲労の正体
## ——体という組織のあり方を見直す

これまで、脳・胃腸・肝臓の3エリアの内臓について調査してきた。それぞれの「①内臓の不調」「②内臓の不調による全身の疲労感」について、専門医の先生にお話を伺い、日常生活の中で考えられる原因と対策をまとめた。体は、さまざまな器官の働きによって成り立っている一つの組織。もし一つでもドキッとする項目があったなら、これを機に内臓たちとの向き合い方を考えてみていただけたら幸いである。

さて、この章では最終段階として、内臓疲労を含む「疲労」全般について掘り下げてみたいと思う。

序章で述べた通り、疲労とは、体が発する「休め」のサイン。「心身に負荷がかかりすぎていて、このままだと壊れてしまうので、いったん活動を休止してください」という警告だ。

そうであれば、疲労を感じたら「休む」ことが必要なのは間違いないだろう。また、疲労というアラームが鳴る前に予防することや、定期的に疲れを抜いていくことも大切だと思われる。

それでは、どうすれば疲労を解消・予防できるのだろうか？
各内臓の疲労について調査していく中で印象的だったのは、「ストレス」「自律神経」「食生活」など、いくつかのキーワードが共通して出てきたこと。それも踏まえて、疲労への対策について、本書の総監修・総合内科医の中田航太郎先生にお話を伺った。

回答者

**中田航太郎**（なかだ・こうたろう）

株式会社ウェルネス 代表取締役／総合内科医

東京医科歯科大学医学部卒業後、都内病院にて総合内科医として診療に従事。早稲田大学文学学術院でマインドフルネスと脳の可塑性に関する研究も行う。

日本を支えるビジネスパーソンが日々の業務に忙殺され、病気が進行した状態で病院を訪れていることに危機感を感じ、予防のための「パーソナルドクター」を提供する株式会社ウェルネスを創業し、同社代表取締役に就任。

「病気になる前に適切なリテラシーに基づいて疾病リスクを軽減し、健康に人生を過ごせる世界」を実現すべく活動。

# 疲労の正体は「体がサビること」

心身に負荷がかかりすぎると、「疲労」という休息サインが点灯する。このとき、私たちの体内では実際にどういうことが起こっているのだろうか。そのメカニズムを、中田先生に教えてもらった。

「かつては、『乳酸』という物質が筋肉に溜まることで疲労を感じると考えられていましたが、現在ではこの説は否定されつつあります。

近年の研究によって、私たちが疲労を感じるとき、体内には『疲労因子（ＦＦ：Fatigue Factor）』というタンパク質[※1]が発生していることがわかってきました。この情報が脳に伝わることで、私たちは疲労を感じると考えられています」

疲労因子。そのものずばりの名前である。

では、この疲労因子が発生してしまう原因は何なのだろうか？

[※1] 疲労因子…疲労を感じさせるタンパク質が存在しており、それらをまとめて疲労因子と呼ぶ。特定の構造をした物質を指すわけではない。具体的な内容についてはさまざまな仮説がある。
疲労因子については近年研究が進んできており、今後、さらなる発展が期待されている分野である。

「簡単に言うと、ストレス反応ですね」

ここでもストレス！　やはりストレスと疲労は切っても切れない関係にあるのか。しかもストレスというと、嫌な上司へのイライラなど『精神的ストレス』をイメージするが、それればかりではない。紫外線や大気汚染、ウイルス、薬、気温や騒音、睡眠や運動不足、食生活の乱れなど、生きる上で私たちが受けるさまざまなダメージが「ストレス」なのだそうだ。

「人間が何かしらのストレスを受けているとき、体内には『活性酸素』という物質が発生します。この活性酸素は全身の細胞を攻撃し、傷つけてしまうのですが、このとき疲労因子が発生するんです。

活性酸素は、文字通り活性化した酸素のことで、ほかの物質と化学反応する力を強く持っています。通常、その力で体内に侵入した細菌やウイルスなどの外敵を攻撃し、体を守ってくれているんですが……大量に発生しすぎると、外敵ばかりでなく、本来守るべき細胞までも傷つけてしまうんですね」

化学の授業で習ったと思うが、酸素が他の物質と反応することで「酸化」が起こる。では、金属が酸素と反応して「酸化」するとどうなるか。サビる。ということは、例えると、「体の酸化」とは「体がサビる」現象と言えるだろう。ずいぶん体に悪そうである。

酸化といえば『抗酸化作用のある赤ワインでアンチエイジング！』などという謳い文句をよく聞くが、これは体の酸化に抗う効果がある、ということ。赤ワインに含まれるポリフェノールなどには、酸化の原因である活性酸素の発生を抑えたり、活性酸素そのものを取り除いたり、といった作用があるらしい。

まとめると、私たちが疲労を感じるメカニズムは

ストレスを受ける（紫外線、騒音、乱れた食事、イライラする出来事など）

↓

体内に活性酸素が発生

↓
体内の細胞がダメージを受ける（酸化＝体がサビる）
↓
疲労因子が発生
↓
疲労因子が脳に伝わり、疲労感が発生

と考えられているようだ。

## 究極にして唯一の疲労回復法、それは「睡眠」

私たちが疲労を感じる原因は、生活上のさまざまなストレス――そうなってくると、私たちは生きている限り疲労からは逃れられないように思う。どうにかして疲労から回復する手立てはないものか。

「疲労は休めのサイン、という話がありましたが、やはり『睡眠』が一番の疲労回復方法といえるでしょう。

実は、疲労因子が体内で増加すると、『疲労回復因子（FR：Fatigue Recovery Factor)』というタンパク質も出現してくることがわかっています。疲労回復因子はその名の通り、疲労を回復させる物質。疲労因子によって傷ついた細胞の修復を促してくれます。

とはいえ、疲労因子が大量に増加しつづけると、修復作業が追いつかないですよね。日中、私たちが仕事をしたり、スマホを眺めたりと何らかの活動をしている限り、疲労因子は増え続けます。

しかし、眠っている間は話が別。人間の活動が停止されるので、疲労因子の増加が抑制され、疲労回復因子の修復活動のほうが上回ると考えられます。

つまり、疲労因子のダメージを確実に回復させるたった一つのソリューションは、睡眠、ということになるのです」

つまり、「疲れたらさっさと寝ろ」というわけだ。睡眠の重要性はよく言われるが、このことは疲労因子と疲労回復因子の関係によっても裏付けられつつあるのか。

究極にして唯一の疲労回復法、それは「睡眠」。となれば、私たちにできることは、とにかく寝る。良質かつ十分な睡眠をとることだろう。

とはいえ、日中に受ける疲労因子のダメージも、眠っている間に分泌される疲労回復因子の量も、一人ひとり異なる。肝臓のパートでは、1時間あたりにアルコールを代謝できる量は一人ひとり違う、とお伝えしたが、疲労も同じ。同じ時間の睡眠で取り除ける疲労の量は人によって違うのだ。だから私たちは、一人ひとり適切な睡眠時間が違うのだろう。

中田先生いわく、「6時間以下の睡眠は基本的に睡眠不足であり、疲れが完全にとれていない状態」とのこと。6時間睡眠の確保は前提として、自分の就寝時間と起床時間、1日のコンディションなどを記録して、ベストな睡眠時間を探ってみてほしい。

なお、過度のストレスがかかっていたりすると、序章（15ページ）で説明したようにドーパミンなどの「脳内麻薬」が分泌され、寝不足でも疲れを感じないことがある。自分では睡眠が足りていると感じていたとしても、日中の眠気や集中力の低下といった寝不足のサインが出ていないかどうか、注意したい。

なお、スタンフォード大学の研究で示された良質な睡眠の条件は、次の4つを全て満たすことである[※2]。

【良質な睡眠の条件】
- 眠りに落ちるまでに必要な時間は30分以内である
- 夜中に起きるのは1回までである
- 夜中に目が覚めた場合、20分以内に再び眠ることができる
- 総睡眠時間の85％以上を、寝床でのまとまった睡眠にあてている（昼寝

［※2］参照…Maurice Ohayon et al. (2017)National Sleep Foundation's sleep quality recommendations: first report

や居眠り等の合計が15％を超えない）

あなたは良質な睡眠をとれているだろうか？

## リラクセーションは疲労回復に効果なし？

さて、睡眠こそ究極の疲労回復法だということがわかったところで、気になることがある。一般に疲労回復効果があるといわれるさまざまなリラクセーション法は、意味がないのだろうか、ということだ。

マッサージで癒されたり、運動で気持ちのいい汗をかいたりしたあとのスッキリした感覚は、「疲労因子の抑制」という観点から言えば、意味がないのだろうか？

もちろんそんなことはない。正確に言うと、これらは「疲労因子が出るのを防ぐための対策」として有効であるようだ。

「前述の通り、疲労のメカニズムは、『紫外線や運動不足、イライラなど、なんらかのストレス反応によって活性酸素が発生→細胞が傷つく→疲労因子が発生し、疲労を感じる』というもの。ですから、たとえば『紫外線対策をする』『適度な運動をする』『怒りの対象から離れる』などして、ストレス反応を予防できれば、活性酸素の発生を予防でき、さらなる疲労因子の発生を抑制できる可能性があります。そこで疲労回復因子の活動が上回れば、疲労回復にもつながると考えられます」

なるほど。ストレス反応が起こる物事を避けることができれば、疲労も予防できる可能性があるのか。

「そして、持続的に交感神経が優位、つまり心身が『緊張モード』の状態は体にとってストレスになります。よって、さまざまなリラクセーション法で自律神経を整え、緊張モードの持続を防ぐことで、ストレス反応を予防できれば、疲労回復にもつながると考えられます」

私たちが疲労回復の方法としてとらえているリラクセーションのメソッド――マッサージやアロマテラピー、お風呂につかる［※3］などは、疲労因子を発生させるストレスの予防に有効なのだ。そうして疲労因子が抑制されているあいだに疲労回復因子がたっぷり活動してくれることで、疲労も回復できるといえそうだ。

## マインドフルネスで根本から対処する

大事なのは、ストレス反応を予防すること。

とはいえ日常生活の中にはストレス反応を起こす物事が無数にあふれている。これらを全て回避するなどは現実的でない。

そこでピンときたのが、「物事の受け止め方を変える」という対処法。

同じ出来事であっても、人によって精神的ストレスを感じるか、感じないかはそれぞれだ。であれば、自分の感じ方を変えて、精神的ストレスを感じる出来事を少なく

［※3］入浴…熱いお湯では「熱い」という刺激で交感神経優位になり、疲労因子が発生することがある。同時に温熱刺激によってドーパミンなどのホルモンが分泌され、本来体にとってストレスであるにもかかわらず、「気持ちいい」と錯覚して長湯してしまい、後から疲れを感じることも。副交感神経を優位にするには、37〜40°C程度のぬるめのお湯に10〜20分程度つかるのを心がけよう。

できれば、それに伴う疲労も減らせるように思う。

たとえば「上司に仕事の無茶振りをされた」という同じ状況でも、過敏に反応してしまい、「嫌だ」「できない」「自分は上司に嫌われている」等と受け止め、ストレスに感じやすい人がいれば、「自分の力を発揮するチャンスだ」「自分は上司に期待されている」と受け止め、あまりストレスに感じない人もいる。後者はストレスに強い人、いわばメンタルが強い人といえるかもしれない。そういう人はメンタルタフネスなだけではなく、疲れないイメージもある。「なんでそんなにいつも元気なの？」という疑問も、物事の受け止め方で疲労因子の発生にも差が出ているとしたら納得である。


物事の受け止め方を変え、ストレスに強くなるために役に立つのが、脳のパートでお伝えしたマインドフルネス瞑想だ。心の柔軟性を高め、ストレス耐性を強くしてくれることがわかっている。

さまざまな情報が入ってきて不安になりやすい現代では、心を強くするマインドフルネス瞑想によってストレス耐性をつけることが、疲労への根本的な対処法にもなるかもしれない。

コップの水に例えるとわかりやすいだろうか。

あなたという器に、ストレス源という蛇口から疲労因子という水が溜まっていく。同時に疲労回復因子というホースが少しずつ水を抜いている。蛇口を締めて、水の発生をストップさせることができれば、溜まっている水の量（疲労）は減っていく。そして蛇口を締めるには次の3つの方法がある。

①睡眠をとる
②リラクセーション法などで交感神経優位→副交感神経優位に切り替える
③マインドフルネス瞑想などで物事の捉え方を変え、精神的ストレスを感じる物事を減らす

①→②→③の順で根本的解決になるが、そのぶん時間がかかることも理解できる。睡眠は毎日とることができるし、さまざまなリラクセーションやストレス解消法も、

定期的に行うことが可能だ。

しかしマインドフルネス瞑想は、1日実践したところでいきなりストレス耐性が身につくわけではない。物事への感じ方や受け取り方を少しずつ変えていく方法のため、少々根気と時間が必要だ。

まとめると、疲れたらさっさと寝る。1日6時間以上、質のよい睡眠を取って疲労を回復させること。これを前提として、定期的に自分に合った方法でリラックス。そして、1日5分でもいいのでマインドフルネス瞑想を行って、ストレス耐性を養っていく。

疲れない体というのは、自己管理と日々の訓練でできあがるもののようだ。

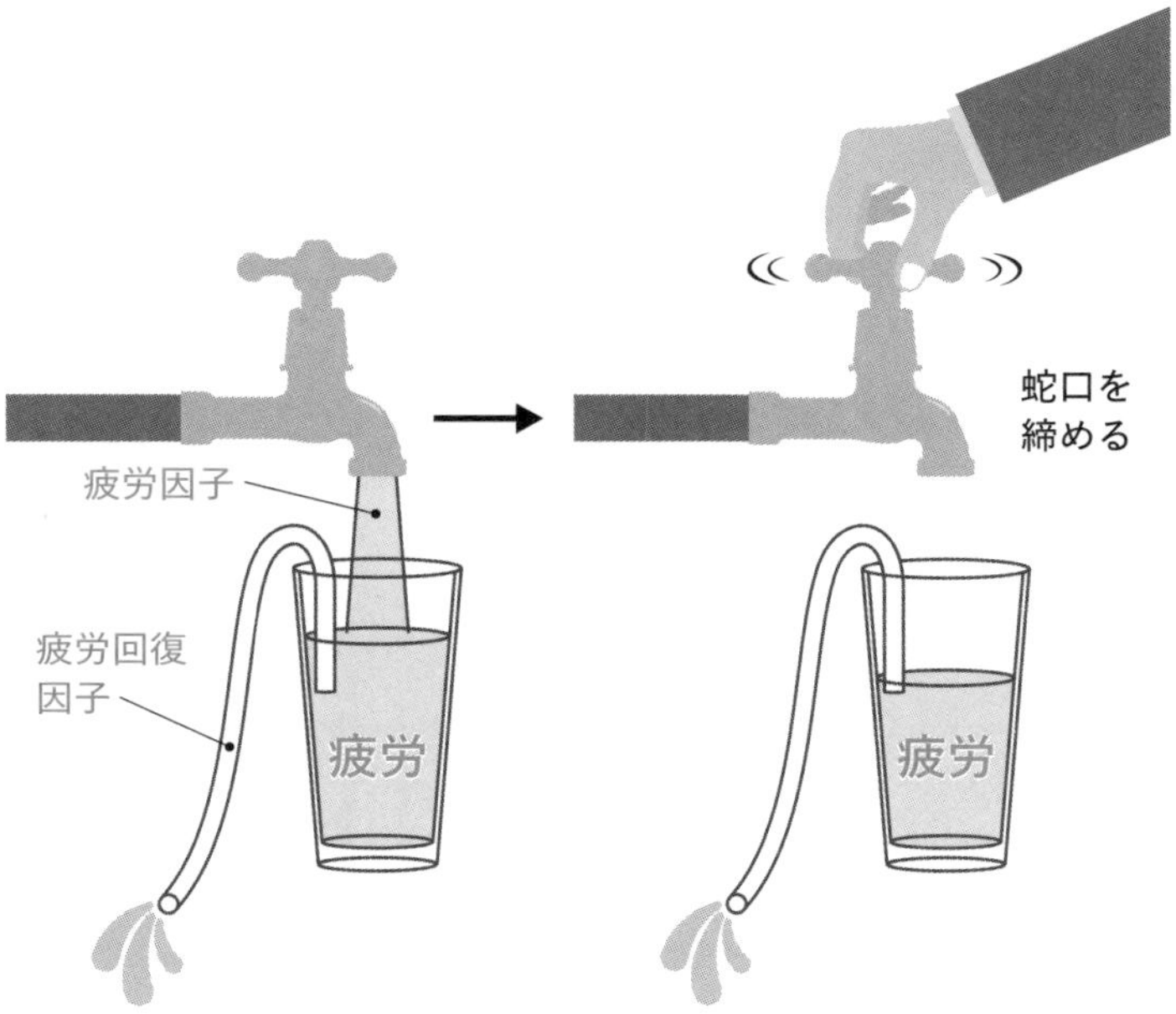
疲労因子
疲労回復
因子
疲労
蛇口を
締める
疲労

## 内臓を疲れさせる2つの原因

疲労全般への対処法が見えてきたところで、ふたたび内臓にフォーカスしていこう。
「内臓の不調」と「全身の疲労感」につながりはあるのだろうか。

「なんとも言えないところではありますが、やはりストレスによって自律神経系が乱れることで疲労感が生じたり、各臓器がうまく働かず機能が低下したり、といったことは考えられます。また、食生活が乱れ腸内環境が悪化している場合も、疲れやすさと関連するでしょう。腸のパートで『脳腸相関』の話（88ページ）がありましたが、腸内環境が悪化すると脳内ホルモンにも影響が出ますので、活性酸素が増加し、疲労因子が発生するということが考えられます」

やはりここでも「ストレス」「自律神経」そして「食生活」が出てくるようだ……。
この点も踏まえ、今まで見てきた脳・胃腸・肝臓それぞれに共通するポイントをまとめると、最終的に主な内臓疲労の原因は次の2つに分けられそうだ。

**①食生活**

**②ストレス**

各臓器によって差はあるが、結局体のことに関しては、共通するルールが多いようだ。明日からできる対策をまとめて見ていこう。

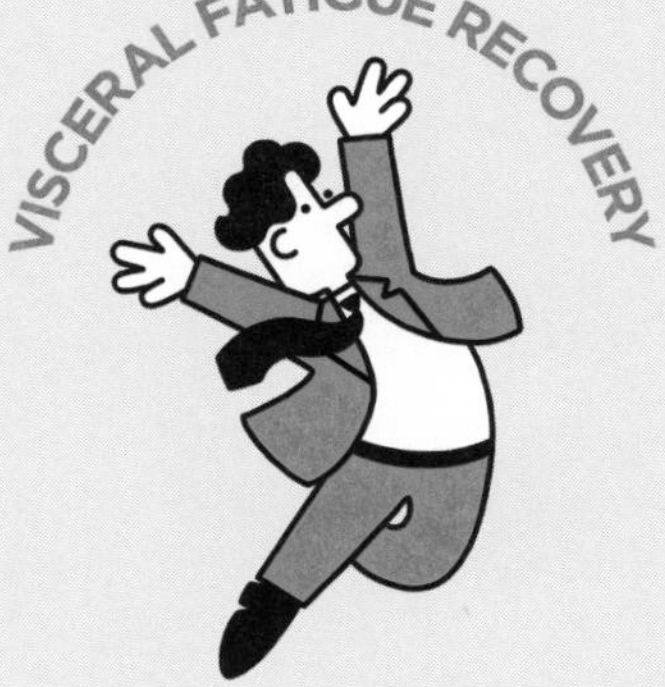


内臓疲労回復《ないぞうひろうかいふく》

第 8 章

# 疲労対策の共通ルール

# 疲労の対策❶

## 食生活──内臓を疲れさせない食事法

まずは、内臓を疲れさせないよう、食生活を見直してみよう。

### 【ポイント①】脂肪分の高い食事は控えめに

胃腸と肝臓において共通して出てきたのがこれだ。

「脂っこいものは控える」

脂肪分の多いものは消化吸収の負担が大きく、胃もたれや下痢などの症状が出やすくなる。腸内では悪玉菌を増やし、有害物質を生成する。内臓脂肪を増加させ、メタボリックシンドロームや脂肪肝の原因にもなる。

高カロリー・高脂質の食品は、あらゆる臓器、特に消化吸収にまつわる臓器にとって大きな負担であることは間違いなさそうだ。

油でカラッと揚げた天ぷらや、脂身の多い肉など、脂っこいとわかりやすいものはもちろんのこと、乳製品、スイーツ、スナックなどのお菓子類にも要注意だ。なんだかお腹の調子が悪い、と思ったら、知らず知らずのうちに脂肪分をとりすぎていないか見直してみてほしい。

**高カロリー・高脂質の食品例**

- 天ぷらやとんかつ、フライドポテト、ポテトチップスなどの揚げ物
- ドレッシングやマヨネーズたっぷりのサラダ
- サーロインを使った料理（ステーキ、ローストビーフ、しゃぶしゃぶ等）
- バラ肉を使った料理（煮込み、牛丼、すきやき、ハンバーグ、ベーコン等）
- チーズやクリームが使われたピザやパスタ

・クッキーやケーキなど、バターが使われたスイーツ

## 【ポイント②】魚を悪く言うやつはいない

傷ついた細胞を修復するにはタンパク質が不可欠（詳細は163ページ）。肉類はタンパク質が豊富だが、余分な脂肪も摂取しがち。なるべく低脂質な鶏肉や魚介、大豆製品を中心に摂取していこう。

特に魚は良質なタンパク質であると同時に、魚の油に多く含まれる「DHA」「EPA」が血中の脂質を調節してくれることもわかっている。またDHAは、脳の脂質中にも多く含まれる成分で、記憶や学習をつかさどる「海馬」に特に多く含まれており、脳機能の向上にも役立つ可能性がある。ぜひ基本の食生活に取り入れたい食材だ。調理の過程でこの良質な油が流れ出てしまわないよう、できるかぎり生で食べてほしい。油ごと閉じ込められた缶詰は手軽で便利だ。

ちなみに貝やイカ、タコには、脂肪の吸収に関わる消化液・胆汁の分泌に必要な「タウリン」が豊富なので、魚介類仲間としてお勧めしておきたい。

> **高DHA・EPA魚介類の例**
> サンマ、サバ、アジ、カツオ、アナゴ、マグロの赤身、サケ、イワシなど

## 【ポイント③】肉を食べるなら「鶏むね肉」！

肉が食べたい！　そんなときに推奨したいのは、肉類の中でも低脂質・高タンパクな鶏肉。ただし、鶏皮の部分には非常に脂質が多いため、ささみなど皮なしのものをチョイスしたい。また、鶏むね肉に含まれる「イミダペプチド」という物質は非常に抗酸化作用が強く、疲労因子を抑制する効果も抜群だ。

また、鶏といえば卵も高タンパクであるが、1日に2個以上の摂取は心不全リスクを増加させるため、とりすぎには注意したい。

## 【ポイント④】炭水化物は「茶色」のものをチョイス！

糖質は重要なエネルギー源。しかし、糖質の過剰摂取は、肥満の代表的な原因の一つでもある。現代人にとって糖質コントロールは重要タスクであり、どの食品からどのくらい糖質を摂取するか、よく見極める必要がある。

炭水化物を見直したい場合は、「茶色いもの」に変えてみるのをおすすめしたい。例えば白米→玄米、白いパン（小麦粉）→茶色いパン（全粒粉）といった具合だ。

玄米は133ページでも説明した通り、食物繊維を豊富に含み、血糖値の急上昇を防いだり、腸内環境を整えたり、体重を減少させる効果があることがわかっている。

パンやパスタ、シリアル、クッキーなども、最近は食物繊維が豊富な「全粒粉」を使用したものが多数生産されている。全粒粉は、玄米と同じく精製されていない小麦粉で、小麦の表皮・胚芽・胚乳をすべて粉にしており、精製して胚乳だけを用いる通常の小麦粉よりも栄養価が高い。

また、お腹の調子が悪い人には、「低FODMAP食[※1]」という、発酵性の4種類の糖質（＝FODMAP）を取り除く食事法もある。FODMAPを小腸で吸収しにくい体質の場合、お腹の不調が起きることがあるので、過敏性腸症候群の治療などで導入されているものだ。FODMAPに含まれる食品は、豆類、牛乳、一部の野菜・果物・チーズなど数多く存在するが、中でも代表的なのは小麦類。パン、パスタ、ラーメン、うどんなどである。

日常的にこれらを食べていて、調子の悪さを感じている人は、パンやパスタが原因となっている可能性も。一度玄米に変えてみて、体調の変化を見てみてもよいかもしれない。

[※1] FODMAP…該当する食品が非常に多く、厳格に低FODMAP食を行う場合には栄養が偏りやすいので、医師に相談することが望ましい。

## 【ポイント⑤】自分の体質に合ったものを見極める

とても大切なのに意外と見過ごされがちなのが、「食べるものは自分の体質に合ったものを選ぶ」ということ。

特定の糖質を消化しにくい体質をもつ人、香辛料やカフェインなどの刺激を受けやすい人もいる。腸内環境も人によってさまざまであり、発酵食品や食物繊維も、人によってはかえってお腹が不調になってしまう種類もある。

乳糖不耐症、果糖不耐症、特定の食品アレルギーなどが不調を引き起こしている可能性も、胃腸のパートで伝えた。

これらを鑑みると、全てのポイントを網羅した〝黄金の食事〟を明言するのは難しい。一概に栄養価だけで理想的な食生活を語れない場合がある。大事なのは、自分に合うものをきちんと選定できるか。そのためには、どの食品を食べたら不調になるのかを見極めて、その食品から距離を置くこと。「野菜だから体にいい」と思って食べていると、それが思わぬ不調を招いている可能性もある。

おかしいなと思ったら、自分の食生活をレコーディングする癖をつけて、何を食べたときにどのような症状が出るのか、医師に伝えられるようにしよう。「一番のストレスは、わからない敵と戦うこと」と心にとめて、食事と自分の体の反応を探求してほしい。

## 【ポイント⑥】現代人の不調は「食べすぎ」？

結局のところ、内臓の疲れを感じているなら、「食べすぎを控えること」が一番の薬かもしれない。現代の人の多くは食べすぎている。胃腸のパートでも述べたように、

- **腹8分目で終えること**
- **よく噛んでゆっくり食べること**

を今一度意識してみてほしい。

内臓の負担を減らし、消化に使うエネルギーも節約できる。規則正しい食事で自律神経を整え、寝ている間も食べものを消化しているような状態を防げば、睡眠の質も上がり、疲労感の解消にもつながる。

ちなみに、食事と食事の間にお腹が「グ〜ッ」と鳴ることがあるが、これは腸の「伝播性消化管収縮運動（ＭＭＣ）」という動きによるもの。腸内でお掃除が行われている合図だ。食べすぎを防ぎ、定期的な空腹状態をつくることは、内臓の浄化にもつながる。

ただし、食べすぎないことは、食べるのが好きな人にとってはとても難しい。美味しいものが何よりのストレス解消、という人もいるだろう。ストレスになりすぎると逆効果なので、最初から目標を高く設定せず、いつもの量をよく噛んでゆっくり味わって食べてみよう。胃腸のパートで紹介した満足感を高めるポイント（１２７ページ）も試してみてほしい。そして、満足感を得た時点で食事をやめてみること。最初から小盛で食事を用意することも効果的だ。

ところで、意外に油断ならないのが「飲みもの」。食事には気をつけていても、仕事中などふだんの生活の中で何気なく飲んでいる飲みものには、意外に気が回っていないという人も多いのではないか。

すでに説明したとおり、コーヒーなどのカフェイン、炭酸水、アルコールは胃の負担になる。アルコールは優先的に肝臓の処理が行われるので、糖質や脂質の代謝を停滞させる上、それ自体が脂肪のもとにもなるので飲みすぎ注意。

また、液体に含まれる糖質は固形に比べて吸収されやすいと考えられ、血糖値を跳ね上げる原因に。スポーツ飲料やエナジードリンクも、カフェインや糖質が一時的に気分を高めてくれるだけだ。後々そのぶんの疲れを招くので、疲れている人ほど常用は控えたい。

# 疲労の対策❷

## ストレス対処──心身の疲れを回復させる休息法

何度も繰り返し登場してきたストレスという言葉。これが私たちの内臓はじめ、全身のコンディションを崩し、心身を疲れさせていることは明言できそうだ。続いては、ストレス対処法のポイントを見ていこう。

### 【ポイント①】なにはともあれ6時間寝る

睡眠時間は心身の修復を行う時間。傷ついた細胞の修復が行われているのだ。また、脳は寝ている間に記憶の処理、いわば脳の整理整頓を行っている。脳機能維持のためにも睡眠は欠かせない。睡眠不足になると脳の感情をつかさどる部位「扁桃体」が反応し、感情的になりやすくなることもわかっている。

睡眠不足のときは、いつもよりイライラしたり、落ち込んだり、普段は許せることが許せなかったりしないだろうか。精神的なストレスは活性酸素を増やし、自律神経を乱し、内臓の機能の低下も招きかねないので悪循環だ。

睡眠の基本ルールは「極力同じ時間帯に、6時間以上まとめて！」

## 【ポイント②】夜は五感を使ってリラックス

私たちは自分で自分の体を癒す力を持っている。そう、それは睡眠。究極にして唯一の確実な疲労回復ソリューションといっても過言ではない。

しかし、心身の慢性的な緊張状態が続いていると、その癒し効果は失われていく。自分で自分を回復させる力を持っているのに、それを無駄にして過ごすなんてもったいないと思わないだろうか。

唯一の疲労回復時間である睡眠にスムーズに入っていくためには、ちょっとしたスキルが必要だ。1日の終わり、寝る前には、日中の緊張をふっとゆるめて、リラックスして過ごしていってほしい。副交感神経が優位なリラックスモードになると、自然に入眠でき、睡眠の質が高まることがわかっている。そのためには、五感を使ったリラックスが有効だ。心地の良いヒーリングミュージックをかけてみたり、ストレッチをしたり、アロマなどで落ち着く香りを味わったり。もちろん瞑想もお勧めだ。

ちなみに私はお香が大好きで、毎日家で焚いている。お香を焚いて瞑想をするだけで、脳も体も深いリラクセーションを得られていくのがわかる。

## 【ポイント③】週末は没頭趣味！

毎日のストレスを質の良い睡眠で癒したら、週末には没頭できる趣味を見つけよう。自分の好きなことで大丈夫。胃腸のパートでも解説があったように、それがストレス解消につながるのだ。映画鑑賞、本や漫画、音楽、散歩、ランニング、ゴルフ、フットサル、ダンス、ヨガ……。「やらなきゃ！」と思わなくてもついやりたくなってしまうもの、そしてその時間は没頭できるものが、脳と心をリセットするのにはお勧めだ。それが体にも良いものであればさらに効果アップ！　なお、ゲームやネット、画面を使うものなどは心のストレス解消にはなるかもしれないが、ブルーライトの浴びすぎや姿勢の悪化によって身体的なストレスを生み出しやすいので、やりすぎに注意。体を動かしたり、外に出たりするような趣味にも目を向けてみてほしい。

## 【ポイント④】リラクセーション・トレーニング

リラックスの難しいところは、「リラックスしよう！」と意気込んでもなかなかできないところ。リラックスは睡眠と似ていて、自分の意志の力で作るものではなく、自然と沸き起こる性質が強いものだと思う。だからこそ、「自律訓練法」（１４３ページ）のように、緊張を緩め、リラックス状態を作り出しやすいテクニックの引き出しを持っておくことが大切だ。

ここで1つ、引き出しに加えてほしいテクニックをお教えする。私がおすすめしたいのは、リラクセーション効果が得られるトレーニング「アイソメトリック」。静的トレーニングとも言われ、言葉の通り、「動かない筋トレ」だ。

例えば、胸の前で両手を合わせ、強く押し合ってみてほしい。胸のあたりにちょっと力が入るのがおわかりいただけるだろう。押し合う力の分の負荷が胸筋に加わっているのだ。一般的な筋トレ（動的トレーニング）のように、ダンベルを上げ下げしたり、腕立て伏せで激しく動いたりしなくても、その場で、体一つでできる筋トレがアイソメトリックだ。習慣化しやすく、筋肉の変化に意識を集中させれば、マインドフルネスの実践にもなる。

そしてこのアイソメトリック、実はもう一つ重要なポイントがある。ポーズをほどいたときに、深いリラクセーションが得られるのだ。いったん体の深層部に刺激をあたえ、ゆっくりと解くことで、筋肉がどんどん緩んでいくのが感じられる。筋力トレーニング効果とリラクセーション効果が同時に得られることから、私はこれを「リラクセーション・トレーニング」と呼んでいる。今回はデスクワークで疲れやすい部分にフォーカスして自律神経を整えるストレッチを紹介していく。

［第7・8章］参考…梶本修身著『すべての疲労は脳が原因』集英社、2016年

# リラックス効果を高めるために

**【ポイント①】面プッシュ**

押し合うときは、「面」を意識する。たとえば両手を胸の前で合わせるとき、指先だけ（「点」）で押し合うと、肩や首などに不要な力が入り、逆に体を緊張させることに。できるだけ「点ではなく面」を意識していこう。

**【ポイント②】3秒プッシュ**

一気に力を入れずに、ゆっくりと3秒くらいかけながら押していこう。

NG例

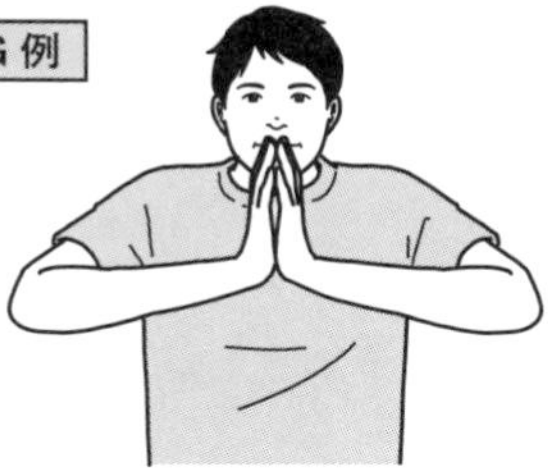

指先や手首だけで押し合っており、
肩が緊張している。

OK例

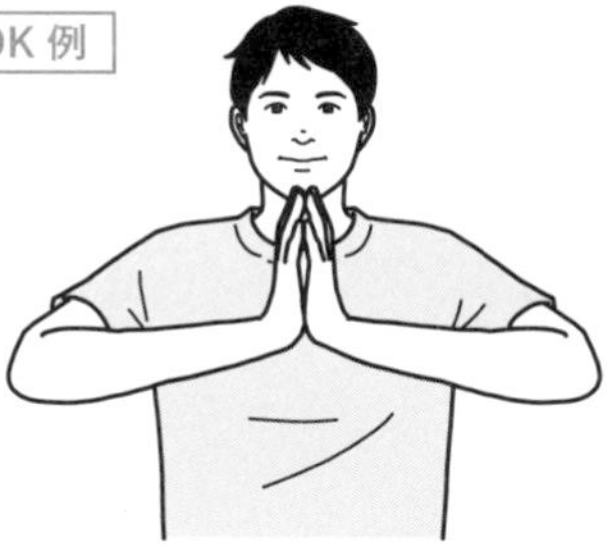

手のひら全体を合わせて押し合って
おり、肩に余計な力が入っていない。

**【ポイント③】ポーズの後の時間を大切に！**

ポーズ中は押し合う力が働き、体にギュッと力が入るが、リラックス効果を得るために大切なのは「ポーズの後」！すぐ次のポーズに移るのではなく、ちょっと目を閉じて体が緩むのを感じよう。「感じる」というプロセスが更にリラックス効果を高めてくれる。

## 【トレーニング①】肩甲骨と肩周りをリセット！

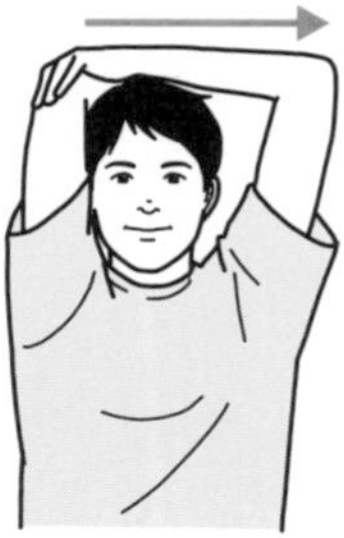

①あぐらで座る。難しい方はお尻の下にブロックやタオルケットを引いてOK。
右手を上げて肘を曲げる。左手で右肘を持ち、息を吐きながらゆっくりと右肘を頭側に引き入れる。力を抜き、右脇の伸びを感じる。

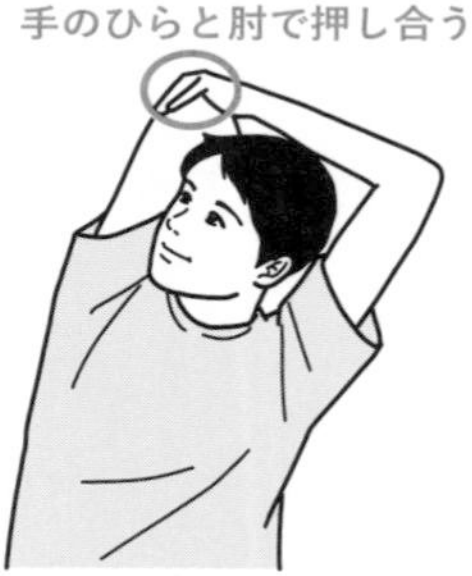


体を傾けて側屈する。
目線は下がらないように。

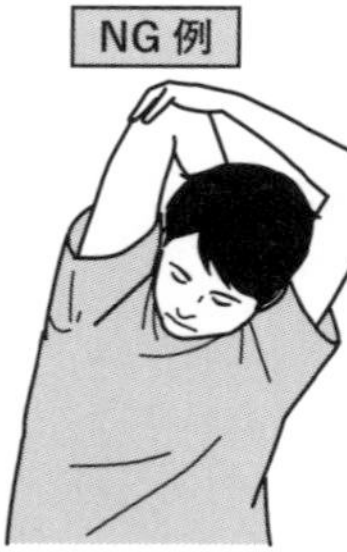


目線が落ちて背中が丸まっている。

②ゆっくり体を左に傾けていく。視線は右上に。右のお尻は浮かないようにして、床の上で安定させる。
左手のひらと右肘で押し合いながら5回呼吸。体が熱くなってくるのを感じながら、押し合い続けよう。

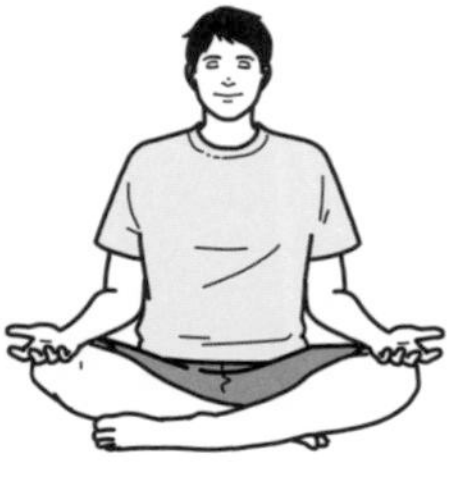

③両手をほどいて、手の甲をももの上に載せ、軽く目を閉じてリラックス。同じように反対側も行う。

## 【トレーニング②】背中・脇周りをリセット！

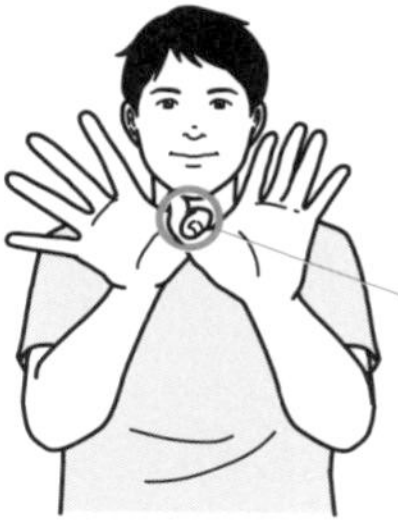
ココが面

①両手の親指を頭の上で組む。

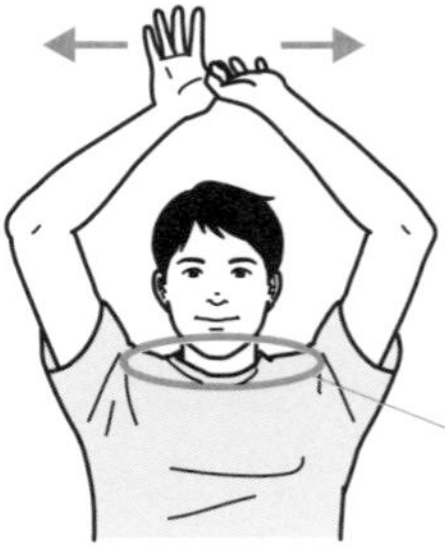
両側に引き合う
肩が上がらない
ように注意

②耳より後ろの位置で両肘を曲げ、外側に引き合う。肩が上がらないようにしながら、親指同士を強く引っ張り合い、5回呼吸。
背筋がまっすぐになるように意識しつつ、脇〜腕にかけて熱くなるのを感じる。

③両手をほどいて、手の甲はももの上、軽く目を閉じてリラックス。同じように反対側も行う。

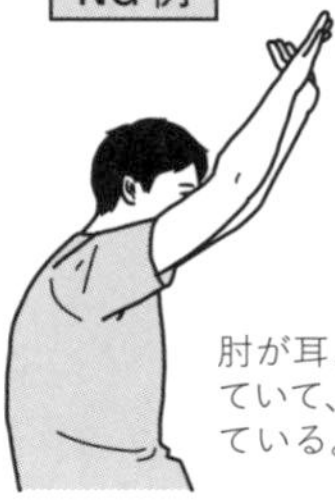
NG例
肘が耳よりも前に来ていて、背中が丸まっている。

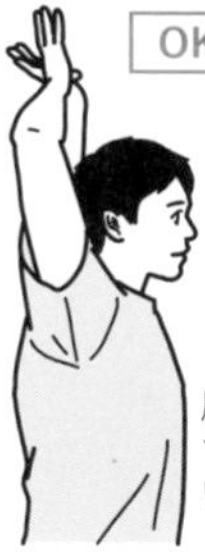
OK例
肘が耳より後ろに来ていて、胸が開いている。

## 【トレーニング③】脊椎周りをリセット!

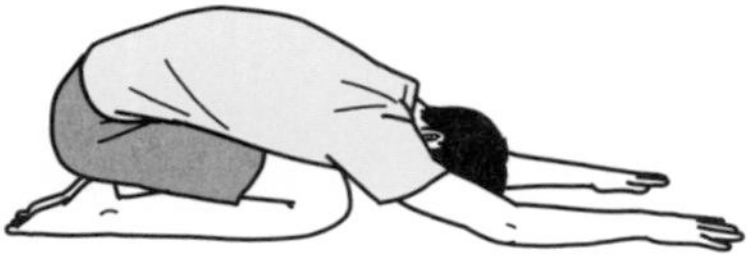

①正座して両手を膝の前の床につける。息を吐きながら、床をすべらせるように両手を前へ伸ばし、腰からゆっくりと上半身を前に倒していく。おでこが床についたら、脱力。腰が丸まっているのを感じながらリラックス（「お休みポーズ」）。

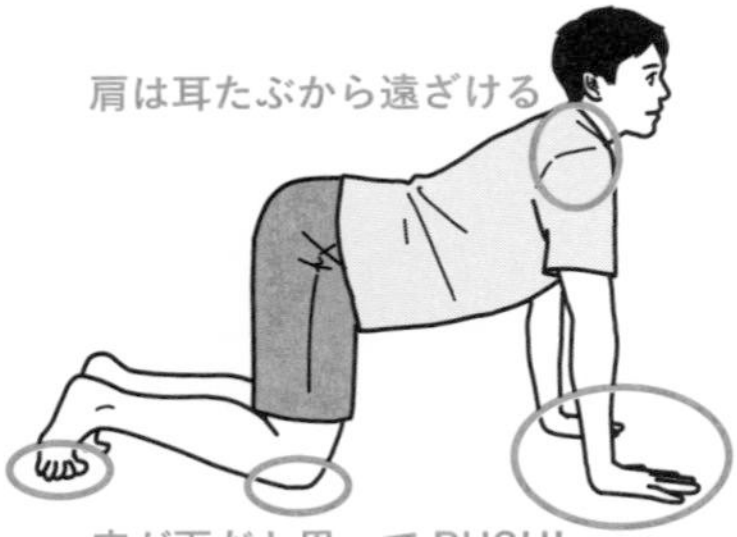
肩は耳たぶから遠ざける
床が面だと思ってPUSH!

②息を吸いながら、お尻を持ち上げて四つん這いになる。つま先を立てて床を押し、お尻を突き上げて胸をそらせる。
押し合うのは手のひらと床、膝・つま先と床。床を押す力が背骨の伸びを助けてくれる!

③息を吐きながら再びお休みポーズをとり、腰を丸める。①②を3〜5回繰り返す。

NG例

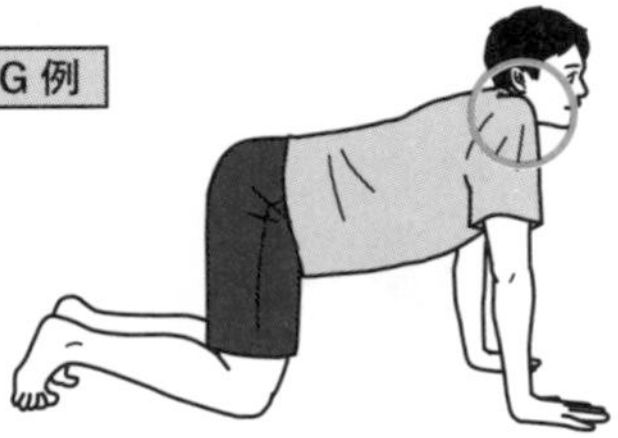

首がすくんでいる。

## 【トレーニング④】股関節周りをリセット!

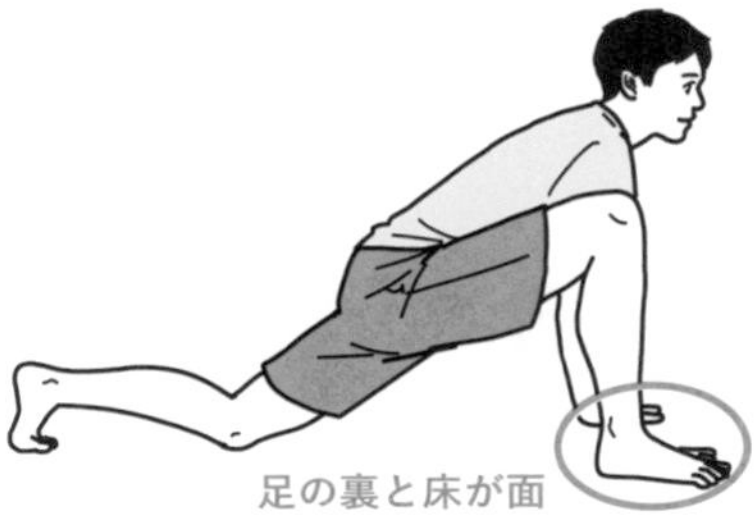


①四つん這いになり、右足を右手の外に置いて踏み込む。左足は後ろに引いて膝とつま先を床につける。腰を落とし、右足のかかとが90度になる位置をキープ。右足の裏でしっかりと床を押す。可能ならお尻を床の方に落として、股関節を更に刺激する。5回呼吸。

**NG例**

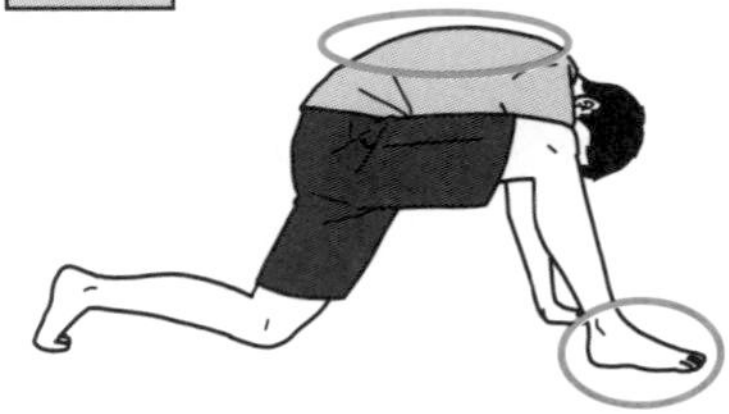

背中が丸まって、前足が踏み込めていない。

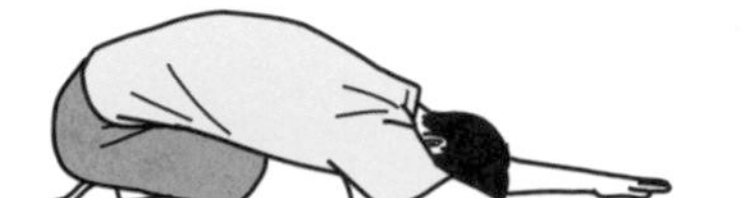

②右足を後ろに戻し、お休みポーズでリラックス。
同じように反対側も行う。

## 【トレーニング⑤】うつ伏せでゆるゆるリセット

ここからはおやすみ編。実は、うつ伏せのリラックス効果は高い。胸やお腹に程よく体の重さがかかり、かつ床と体が接する部分が広いので安心して力を抜けるのだ。うつ伏せになるだけでもリラックスできるので、寝る前にやってみよう。

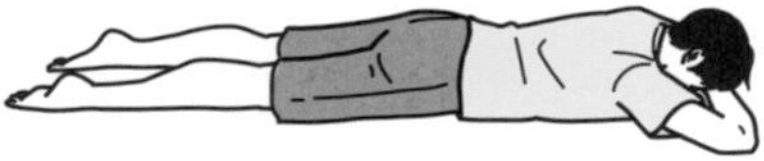

①うつ伏せになり、重ねた両手の上に額を置く。足を腰幅に開き脱力。

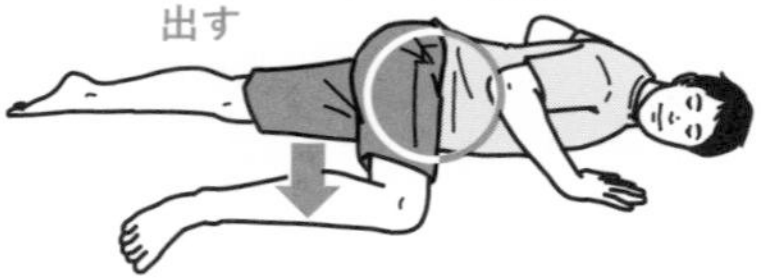
お尻を上げて膝を真横に出す


②両手を胸の横について、お尻を持ち上げ、右膝を90度になるように曲げる。できるだけ膝を右に押し出して、股関節と床の空間を埋めよう。足首も90度になるように曲げる。

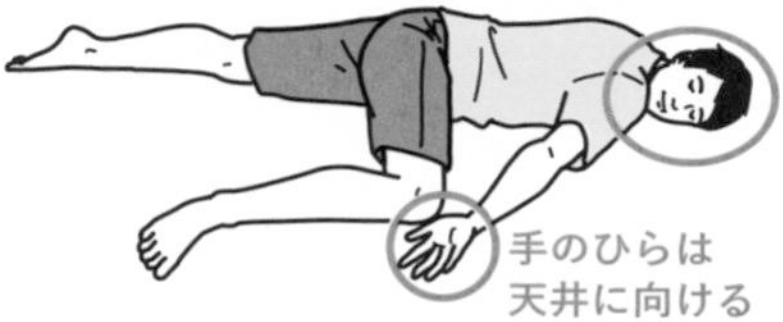
左の頬を床におろす


③両手を斜め下に伸ばし、手のひらを天井に向ける。左の頬を床につけて脱力。胸やお腹で体の重さを感じながら呼吸を意識する。
両手を胸の横について足を後ろに伸ばし、①に戻る。
同じように反対側も行う。

※股関節が痛い場合は、無理に膝や足首を90度にせず、痛くない位置で軽く足を曲げた状態をキープ。膝が痛い場合は下にタオルケットを敷いてもOK。

## 【トレーニング⑥】 足揺らしでリラックス

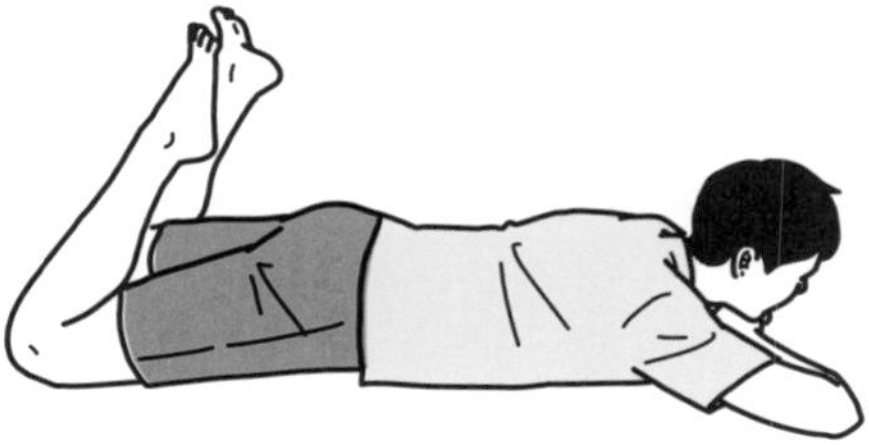

両足を腰幅に開き、膝を曲げて足を左右にぶらぶら揺らすだけ。
ふくらはぎからつま先の末端の血流をよくして、足の緊張を抜いていこう。

最後はお休みポーズで休憩。起き上がるときはゆっくりと。
そのまま仰向けになって眠ってもOK！

# おわりに

10人中、10人の疲れ方があるとしたら、あなたの疲れは何疲れだろうか。

ある人は胃もたれから疲れているかもしれない
ある人は肥満の影響で疲れているかもしれない
ある人は脳から疲れているかもしれない
ある人は脳と胃のダブルで疲れているかもしれない
ある人は脳と胃と肩こりのトリプルで疲れているかもしれない

あなたの疲れはどこから来ていて、何によって解消されるのか、一度しっかり考えてみてほしい。そのために、自分の不調サインに意識を向け、調べてみるのはいかがだろうか。

疲れ方も、疲れの抜き方も人それぞれだ。特に精神的なストレスが要因として関わってくるとなおさらだろう。

もし、何をどうしていいかわからない場合は、「症状」という体のＳＯＳサインを敏感に感じ取ってみよう。特定の作業のあとに感じる倦怠感や、胃もたれや便通の不調、お酒を飲んだあと特有のだるさなど……。私たちは疲れや不調をなんとなく当たり前のものとしてとらえがちだが、自分の体が発しているＳＯＳのサインをしっかりと受け取ることが、快適な心身への第一歩だ。

東洋医学では、病気の一歩手前の状態を「未病」と呼ぶ。病気ではない、しかしなんとなく疲れを感じているとしたら、それはまさに未病のサインではないだろうか。この未病の段階で治療することを、「治未病」という。つまり、病気になる前に行う、病気にならないための治療。西洋医学的にいうと「予防医学」に当たるだろうか。相当に意識が高く、常に健康へのアンテナを張っている人でないと難しいかもしれない。

しかし、現代の世界は、働き方改革、少子高齢化、人生１００年時代と健康寿命、そして新型コロナウイルス等と、目まぐるしいスピードで健康の重要性が高まっている。快適で幸福な人生を送るために、今後ますます「治未病」が求められるだろう。

それは結局のところ、あなたの日々の生活習慣がベースとなる。

内臓は非常に素直で、あなたの生活習慣に対し、よくも悪くも反応する。

ぜひ今日から、心身をケアする活動を行ってみよう。

何から行っていいかわからない場合は、ぜひこの書籍で紹介していることから始めてみてほしい。ちょっとした日常の意識の変化が、日々、あなたを支えてくれている内臓たちをケアすることにつながる。


内臓が疲れているとき、体の内側に溜まっている目に見えない疲れや不快感が、あなたのオーラとして外側にも滲み出ているように思う。

逆に言えば、内臓が健康で、心身ともに軽やかであれば、それがそのまま生き生きとしたオーラを作る。

目に見えないからこそ大切な内臓を元気にして、ベストコンディションを目指そう。

みなさまの内臓が、心身が回復し、生き生きとした日々につながることを願って。

松尾伊津香

# 監修者あとがき

『内臓疲労』という言葉を聞いたとき、まともな医師であればこう思う。

「ああ、またトンデモ医学か」

私もそう感じた医師の一人だ。しかし、GoogleやTwitterで『内臓疲労』という言葉を検索すると、おびただしい数の不調がこの言葉で表現されていた。

「内臓疲労は〇〇のサプリで良くなるらしい」「最近会食続きで、内臓疲労がやばい」「なんか朝からだるい。内臓疲労よくする方法教えて……」

その症状の種類も程度も、多様である。

私は医師として、また、予防医療を提供する会社の代表として、常にエビデンスがあり確かな情報を提供するよう心がけている。サービスを通じて、忙しいビジネスマンの方が効率的に健康管理できるよう、1on1でアドバイスを提供している。日々患者さんやお客様と話している中で感じるのは、「医師とそうでない人の間には、我々が自覚している以上の情報非対称性がある」ということだ。

言葉にできない不調が、『内臓疲労』『免疫力低下』のような漠然とした言葉で訴えられ、放置されている。また、これらの言葉を逆手に取り、非科学的なキャッチコピーで商品を販売している会社もある。不調を抱える方が、これらの謎の商品に飛びつき、症状が進行した状態で初めて病院を訪れてくることもある。

この現状をなんとかしたくて、今回この本を監修することにした。

コミュニケーションは読者の皆様に興味を持ってもらうことからがスタートであり、あえて世の中で表現されている『内臓疲労』という言葉そのままをタイトルにした。

この本を読んだことをきっかけに、不調がどこから来ているのか、今一度ご自身の体調や生活習慣と向き合ってみてほしい。また、自分に合ったセルフマネジメント法をいろいろと試しながら、模索してみてほしい。

病気を予防し健康に長生きするためには、正しいヘルスリテラシー（健康に関わる知識）の習得が不可欠である。それをもとに適切なセルフマネジメントを行い、適切なタイミングで医師にアクセスすることが、健康管理の秘訣だ。これは、病院に行ったときのコミュニケーションの円滑化にも繋がる。

ヘルスリテラシーが高い人ほど死亡率が低いことは証明されており、海外では知識レベルが高い人ほど保険料が安くなるようなサービスも出てきている。リモート化が進み、組織の時代から個の時代へと変化する中で、自身の体や心をケアする力はますます求められるようになるだろう。

この本が、皆様の感じている不調を解決に導くとともに、自身の身体や心の状態、そして日々の生活を見直すきっかけになったとしたら、これ以上の幸せはない。

中田航太郎

## 【著者略歴】


### 松尾伊津香（まつお・いつか）

プロボディデザイナー／ZERO GYM エグゼクティブプログラムディレクター

福岡県出身。関西学院大学卒。大学で心理学・精神医学を専攻し、その知識を深めるためアメリカに留学。帰国後、ヨガ・瞑想インストラクター、ダイエットジム Reborn myself（旧 Shapes）六本木本店 店長・スーパーバイザー等を経て、2017 年、疲労回復専用ジム ZERO GYM を立ち上げる。

独自の視点から、マインドフルネスや瞑想、食事、フィットネスを掛け合わせて、「食事瞑想 ®」「疲労回復プログラム」などを開発。著書に『一生太らない魔法の食欲鎮静術』『超疲労回復』等。2019 年には NHK WORLD JAPAN「Medical Frontiers」に出演し、世界 160 の国と地域にヨガとマインドフルネスイーティング（食事瞑想）を伝授。


## 【監修者略歴】


### 中田航太郎（なかだ・こうたろう）

株式会社ウェルネス 代表取締役／総合内科医

東京医科歯科大学医学部卒業後、都内病院にて総合内科医として診療に従事。早稲田大学文学学術院でマインドフルネスと脳の可塑性に関する研究も行う。

日本を支えるビジネスパーソンが日々の業務に忙殺され、病気が進行した状態で病院を訪れていることに危機感を感じ、予防のための「パーソナルドクター」を提供する株式会社ウェルネスを創業し、同社代表取締役に就任。「病気になる前に適切なリテラシーに基づいて疾病リスクを軽減し、健康に人生を過ごせる世界」を実現すべく活動。


# 内《ない》臓《ぞう》疲《ひ》労《ろう》回《かい》復《ふく》


2021年　2月　1日　初版発行

発行　**株式会社クロスメディア・パブリッシング**

発行者　小早川 幸一郎

〒151-0051　東京都渋谷区千駄ヶ谷 4-20-3 東栄神宮外苑ビル

https://www.cm-publishing.co.jp

■本の内容に関するお問い合わせ先 …………………… TEL（03）5413-3140／FAX（03）5413-3141

発売　**株式会社インプレス**

〒101-0051　東京都千代田区神田神保町一丁目105 番地

■乱丁本・落丁本などのお問い合わせ先 ……………… TEL（03）6837-5016／FAX（03）6837-5023

service@impress.co.jp

（受付時間　10:00 ～ 12:00、13:00 ～ 17:00　土日・祝日を除く）

※古書店で購入されたものについてはお取り替えできません

■書店／販売店のご注文窓口

株式会社インプレス　受注センター ………………………… TEL（048）449-8040／FAX（048）449-8041

株式会社インプレス　出版営業部 …………………………………… TEL（03）6837-4635

ブックデザイン　金澤浩二

カバーイラスト　世戸ヒロアキ

図版作成　株式会社ニッタプリントサービス

DTP　荒好見

本文イラスト　二階堂ちはる

印刷・製本　中央精版印刷株式会社

ISBN 978-4-295-40475-0 C0030